Chuck Spezzano

Karten der Liebe

Verlag Via Nova

Chuck Spezzano

Karten der Liebe

Das Buch der Liebe

84 farbige Karten
mit Begleitbuch

vianova
Verlag Via Nova

Übersetzung aus dem Englischen:
Ulrike Kraemer

Originaltitel:
The Love Pack
Romance Deck

---

5. überarbeitete Neuauflage 2021
Verlag Via Nova, Alte Landstraße 12, 36100 Petersberg
Telefon: (06 61) 6 29 73
Fax: (06 61) 96 79 560
E-Mail: info@verlag-vianova.de
Internet: www.verlag-vianova.de
Umschlaggestaltung: Guter Punkt, München
Satz: Sebastian Carl, Amerang
Druck und Verarbeitung: REN MEDIEN GmbH, D-70794 Filderstadt

ISBN 978-3-86616-486-4

Meiner wunderbaren Frau
und meinen wunderbaren Kindern

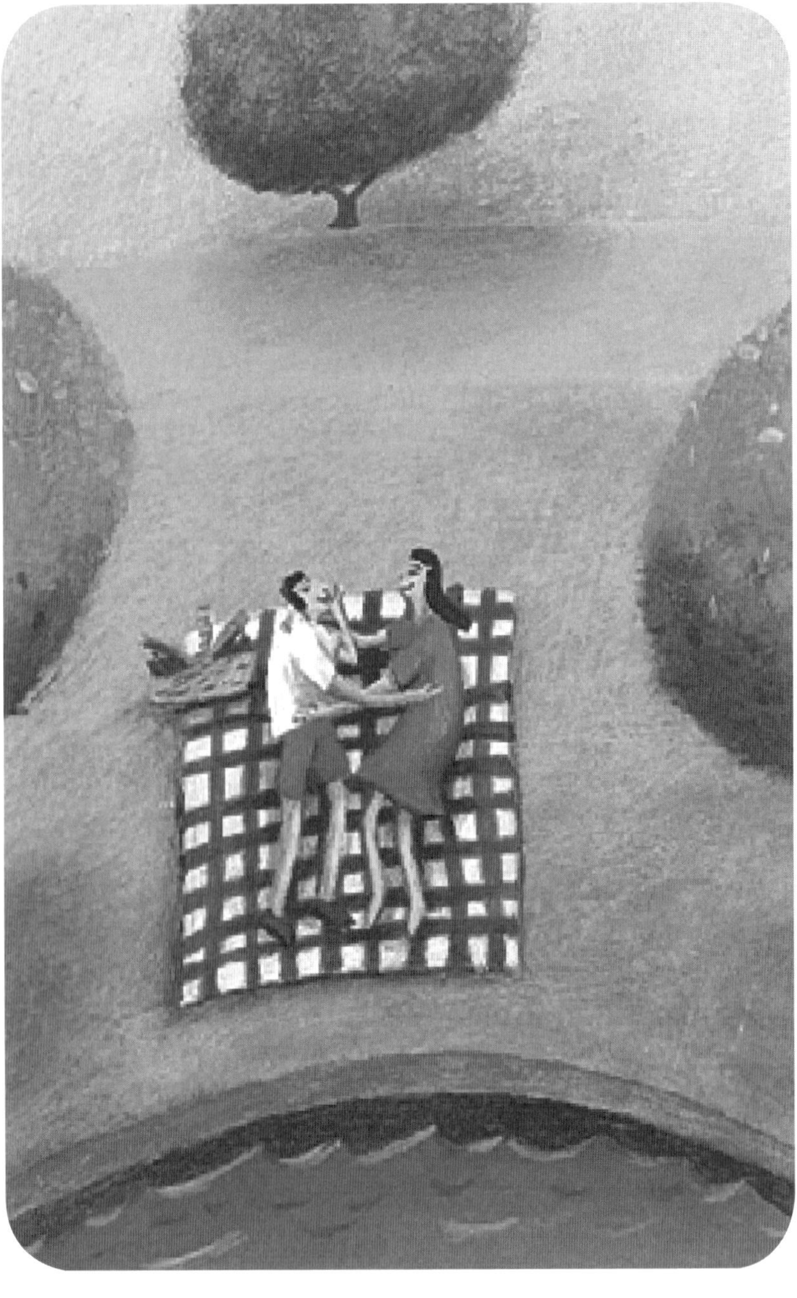

Danksagungen

Ich möchte allen Menschen danken, die sich weltweit freiwillig für Befragungen zur Verfügung gestellt haben. Ich danke Peggy Chang für die Niederschrift und Sue Allen und Heidi Ainsworth für das Lektorat des Manuskripts. Mein Dank geht auch an Grace Cheetham, meine Herausgeberin bei Collins & Brown, für ihr Vertrauen und ihre Unterstützung bei diesem Projekt. Pat Sherwood danke ich dafür, dass sie Mentorin, Tutorin und Inspiration für mich war und mir die Macht des Tarot gezeigt hat, Situationen offenzulegen. Einmal mehr danke ich für den zentralen Beitrag, den *Ein Kurs in Wundern* in meinem Leben geleistet hat.

Mein größter Dank geht an meine Kinder für ihre Liebe und Großzügigkeit und an meine Frau für ihre Inspiration, Freundschaft und Liebe.

Inhalt

Einführung

Liebe kann uns inspirieren und neuen Schwung geben, uns neue Möglichkeiten eröffnen und den Frühling in unser Leben bringen. Sie kann uns so verzaubern, dass wir glauben, im siebten Himmel zu sein. Für viele Menschen ist Liebe die kostbarste Erfahrung des Lebens. Und dennoch kann diese Zeit auch übermäßig idealisiert werden, zu Enttäuschung und Desillusionierung führen und uns die Lust an Beziehungen nehmen.

Manche Menschen scheinen Glück in der Liebe zu haben, aber es steckt mehr dahinter als nur Glück. Die *Karten der Liebe* können uns zeigen, wie wir unser Liebespotenzial vergrößern können, und sie können uns helfen, die Dinge zu ändern, die uns zurückhalten. Sie können uns helfen, bessere Entscheidungen zu treffen, damit wir die Chance, Verliebtheit in wahre Liebe zu verwandeln, nicht leichtfertig vertun. Sie können auf falsche Entscheidungen und versteckte Hindernisse hinweisen und Alternativen anbieten. Sie können uns zeigen, wo wir – aus Angst oder einer unerlösten Verletzung aus der Vergangenheit heraus – die Kontrolle erlangen wollen, die das genaue Gegenteil von Hingabe und Liebe ist.

Die ersten Stadien einer Beziehung sind entscheidend dafür, wie es mit ihr weitergeht. Die meisten Beziehungen mit einem ungünstigen Start entwickeln sich gar nicht weiter. Ein guter Anfang offenbart das Potenzial einer Beziehung und kann uns inspirieren, auch die schwierigeren Zeiten zu überstehen, die vor uns liegen.

Wenn wir begreifen, wie sehr uns die Liebe verjüngt und belohnt, können wir auch die Fallen erkennen, die uns schaden. Durch Wissen und Bewusstheit können wir lernen, die richtigen Entscheidungen zu treffen. Wir können die Zeit der Verliebtheit verlängern und ihr frühzeitiges Ende verhindern, während wir lernen, die Liebe im Laufe unserer sich entwickelnden Beziehung immer wieder neu zu entfachen.

Die *Karten der Liebe* sind unterhaltsam und informativ. Sie bestehen aus vierundachtzig Karten, die zeigen, welche Einflüsse in unserem Liebesleben am Werk sind. Wir können sie benutzen, um etwas über das Liebespotenzial eines Partners herauszufinden oder um Probleme zu erkennen und zu lösen, die uns daran hindern, uns der Liebe überhaupt oder mit einem bestimmten Partner zu öffnen. Die *Karten der Liebe* sind in erster Linie für Menschen gedacht, die noch nach ihrer besonderen Beziehung suchen oder vor kurzem eine Liebesbeziehung begonnen haben, können aber auch für Menschen in langfristigen Beziehungen wunderbar erhellend sein – sie zeigen die Fallen auf, die es zu vermeiden gilt, damit die Liebe nicht schal wird.

In langfristigen Beziehungen wird jeder Durchbruch mit neuer Verliebtheit und einer tieferen Verbindung gefeiert. Die *Karten der Liebe* befassen sich mit der Zeit der Flitterwochen und der Möglichkeit, sie neu zu erleben, während die Beziehung sich weiterentwickelt. Sie helfen dir, das Potenzial einer Beziehung zu beurteilen und Möglichkeiten zur Verbesserung dieses Potenzials zu finden, und sie zeigen dir die Fallstricke, die dich im Stadium der Verliebtheit erwarten, und wie du sie vermeiden kannst.

Die ersten Stadien einer neuen Liebesbeziehung stellen eine wunderbare Möglichkeit dar, selbstsabotierende Muster zu hinterfragen und zu verändern, sobald oder sogar noch bevor sie zutage treten. Die Karten machen es leichter, diese Muster zu identifizieren, ehe sie zu Problemen in einer Beziehung führen. Es ist immer wichtig, Muster von innen heraus zu heilen, weil sie nicht nur bei unpassenden Partnern, sondern auch bei möglichen Seelenpartnern auftreten können.

Die Karten können manchmal darauf hinweisen, dass es nicht klug ist, dich auf einen bestimmten Menschen einzulassen, zeigen oftmals aber auch, was du ändern musst, damit eine Beziehung erfolgreich ist.

Wenn du die Karten beispielsweise zu einem Menschen befragst, an dem du interessiert bist, und *Untreue*, *Bösewicht* oder *Manipulation* ziehst, denkst du vielleicht zweimal darüber nach, ob du dich auf ihn einlässt. Trotzdem ist es wichtig, diese Elemente anzuschauen, wenn sie in deiner Befragung auftauchen, weil du dir ihrer dann eher bewusst bist, wenn dir andere Menschen mit dieser Energie begegnen. Wenn du ein Muster umfassend heilst, erlangst du die Kraft und das Selbstvertrauen, um zu verhindern, dass es sich in deiner Welt erneut manifestiert. Außerdem gibt es dir die Möglichkeit, auch andere Menschen aus dieser Situation zu befreien.

Am Ende des Buches findest du einige einfache Prinzipien der Heilung. Je mehr du sie anwendest, umso mehr kommst du mit deinen eigenen Gefühlen in Berührung und kannst sie zum Ausdruck bringen. Ich habe herausgefunden, dass unsere Fähigkeit, Gefühle zum Ausdruck zu bringen, und der Aufbau einer erfolgreichen und dauerhaften Beziehung in einer direkten Wechselbeziehung zueinander stehen. Wenn du diese Prinzipien der Heilung anwendest, wirst du feststellen, dass deine Gefühle sich ändern, alte Problemmuster sich auflösen und eine positive Veränderung eintritt, während dein Selbstvertrauen auf ganz natürliche Weise wächst.

Unsere Beziehungen sind unsere größte Chance zum Glück. Sie gehören zu den wichtigsten Aspekten des Lebens – tonangebend für Harmonie, Kreativität, Erfolg, Gesundheit und Fülle. Wer Beziehungen verloren gegeben hat, der hat halb auch schon das Leben verloren gegeben.

Die *Karten der Liebe* können dir zeigen, wie es dir gelingen kann, „Glück in der Liebe“ zu haben. Sie können dir Möglichkeiten bewusst machen, dich durch Probleme führen, dein Selbstvertrauen stärken und dich so für die erstaunliche, verjüngende Kraft der Liebe öffnen.

Die Arbeit mit den Karten

Die *Karten der Liebe* können dir auf jede nur erdenkliche Weise dienen – als unterhaltsames Spiel, als Orakel oder als heilende Freunde. Es hängt ganz von deinen Absichten und davon ab, als was du die Karten betrachten möchtest. Sie haben dir in jedem Fall ein hohes Maß an Unterhaltung, Selbsterkenntnis und Lernerfahrungen zu bieten.

Die Karten sind so gestaltet, dass sie nicht nur die Tiefen deines Herzens und deines Bewusstseins, sondern auch die Unwägbarkeiten in einer Beziehung widerspiegeln. Du kannst sie verwenden, um zu einer Einschätzung über einen potenziellen Partner zu gelangen oder um den Partner zu überprüfen, mit dem du gerade eine Beziehung begonnen hast. Wenn du eine negative Karte ziehst, kannst du sie als Warnung vor einer möglichen Falle betrachten oder dich dafür entscheiden, solche Fallen bewusst zu umgehen.

Beziehungen sind zwar weit mehr, als Karten beschreiben können, aber du kannst lernen, Probleme durch die in einer Beziehung vorhandenen Gaben zu transformieren. Die Karten können dir helfen, auf den Wellen der Beziehung zu reiten, statt darin zu ertrinken. Sie sollen dich durch Bewusstheit ermächtigen. Die Prinzipien der Heilung helfen dir, dich und die Situation zu transformieren, wenn du es willst. Fast jede Übung der Heilung bringt Erfolg, wenn du sie lässt. Du wirst außerdem feststellen, dass der Begriff des „Egos" mehr im spirituellen als im psychologischen Sinn gebraucht wird.

Die *Karten der Liebe* können dir helfen, dich aus den Fallen zu befreien, die dich daran hindern, glücklich zu sein, oder dir aus heiterem Himmel eine böse Überraschung bescheren. Das Leben ist zu kurz, um dich zu verstricken oder an einem gebrochenen Herzen zu leiden. Nutze die Karten deshalb vor allem, um dich zu ermächtigen und dir Freude zu bereiten.

Die *Karten der Liebe* sind in vier Kategorien unterteilt. Heilung, Glück und Gnade bilden die positiven Kategorien, während die negative Kategorie aus den Problemkarten besteht. Die positiven Karten spiegeln die Prinzipien der Heilung, das Glück und die Gnade wider, die uns helfen, eine Beziehung einzugehen und uns mit ihrer Hilfe persönlich weiterzuentwickeln. Sie transformieren uns und schenken uns Selbstvertrauen und Erfolg in der Liebe.

Die Heilungskarten

Die Heilungskarten stehen für Prinzipien des Lebens, die Negativität heilen und Fallen in Gaben der Bewusstheit und des Selbstvertrauens verwandeln können. Sie bieten uns die Möglichkeit, Liebe und die mit ihr einhergehende Freude zu genießen.

Die Glückskarten

Die Glückskarten bieten sowohl Vergnügen als auch Antworten an. Sie können uns glücklich machen, unserem Leben einen angenehmen Rhythmus geben und uns die Richtung weisen. Als Gaben können sie ein hilfreiches Gegenmittel zu den Problemkarten sein.

Die Gnadekarten

Die Gnadekarten umfassen die Gaben, die Gottes Liebe zu uns verkörpern. Sie sind in jeder Situation präsent, um uns Hilfe, Antworten und Glück zu bringen, wenn wir uns zu ihnen bekennen. Die Gnadekarten offenbaren, was Dunkelheit in Licht verwandeln kann.

Die Problemkarten

Die Problemkarten stehen für die Fallen und Probleme, die uns in Beziehungen zurückhalten. Der erste Schritt, uns aus ihnen zu befreien, besteht darin, sie uns bewusst zu machen.

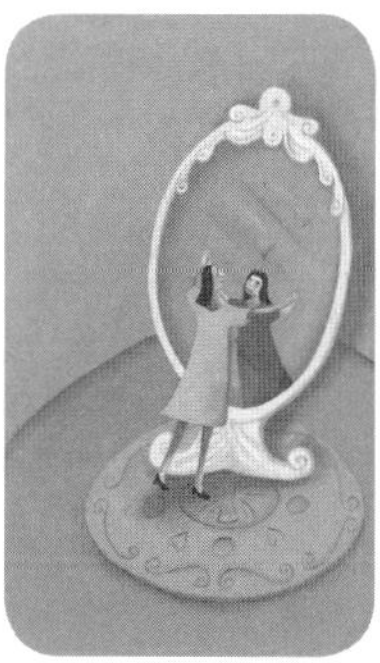

1
Selbstliebe

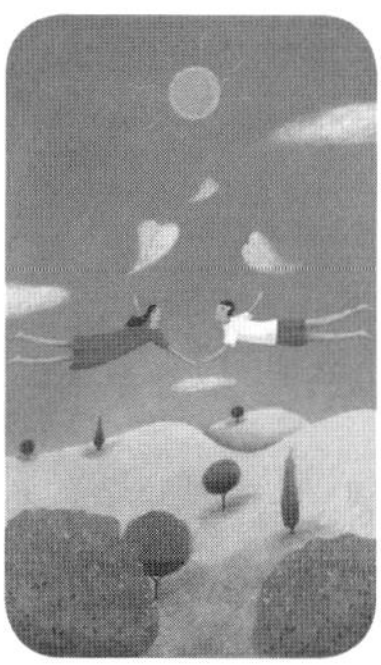

13
Auf Wolken schweben

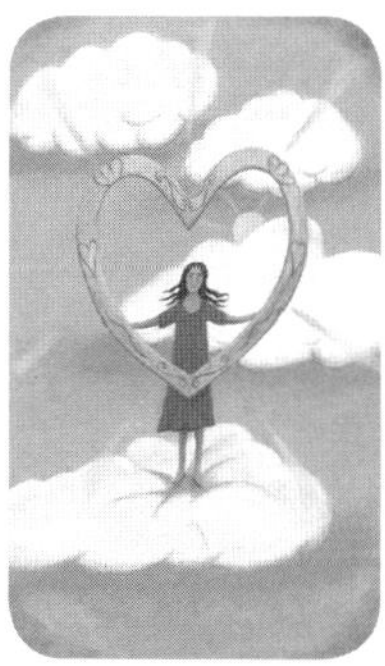

38
Schönheit

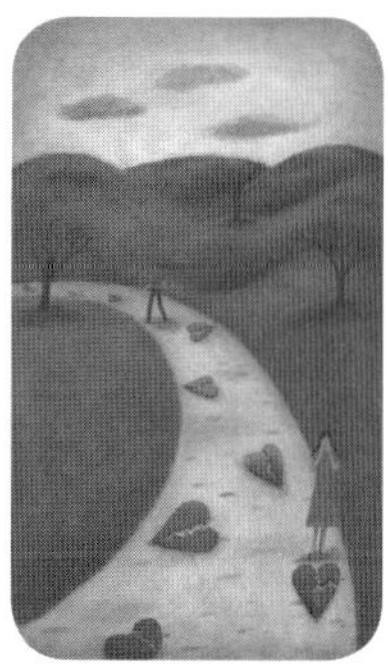

43
Herzensbruch

Teil I
Die Karten

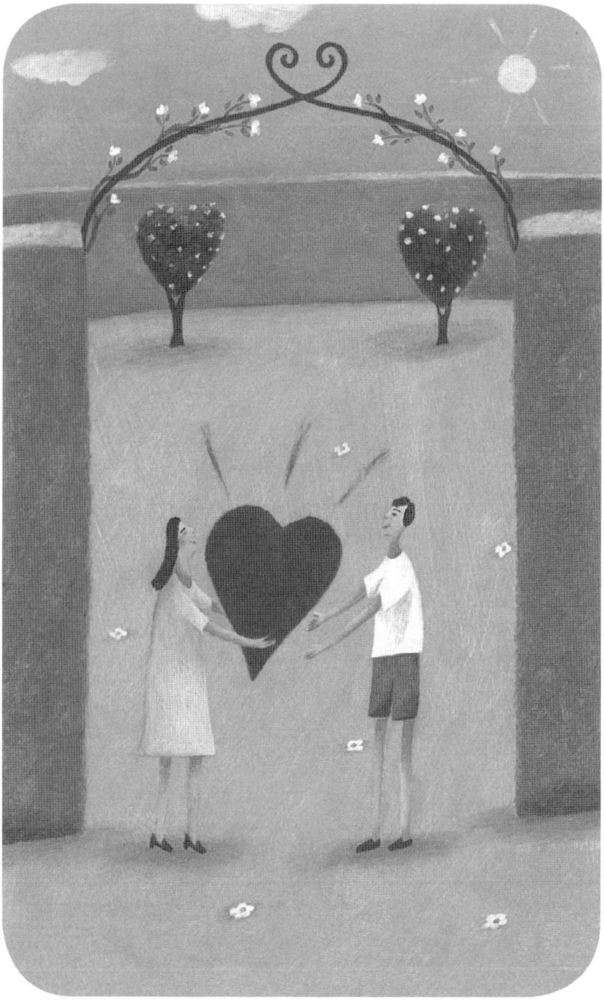

Die Heilungskarten

Die Heilungskarten stehen für Prinzipien, die uns aus Fallen und Leiden befreien. Sie verwandeln die gegenwärtige Situation und bringen uns ein Gefühl freudiger Erlösung.

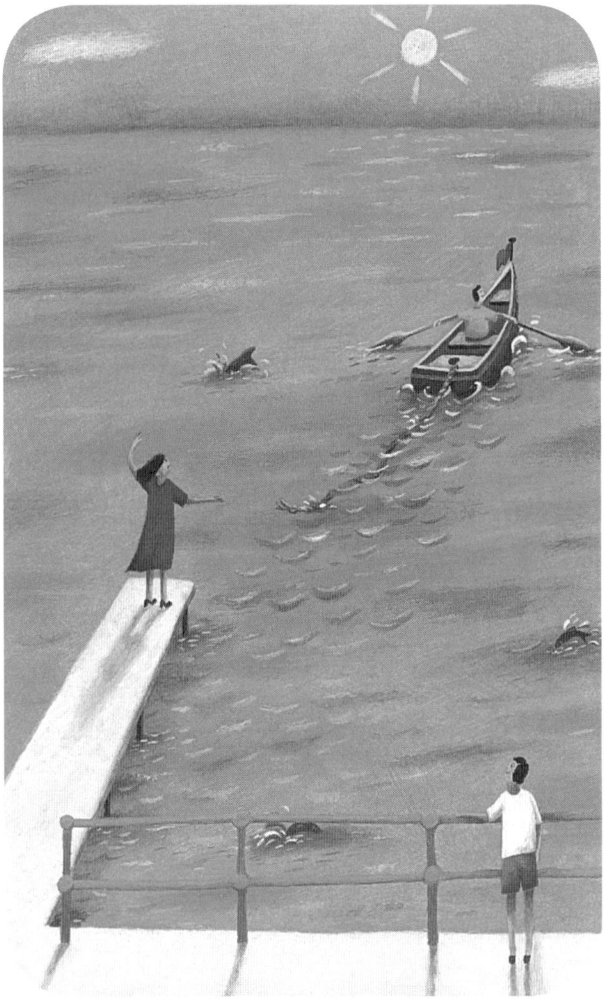

1
Selbstliebe

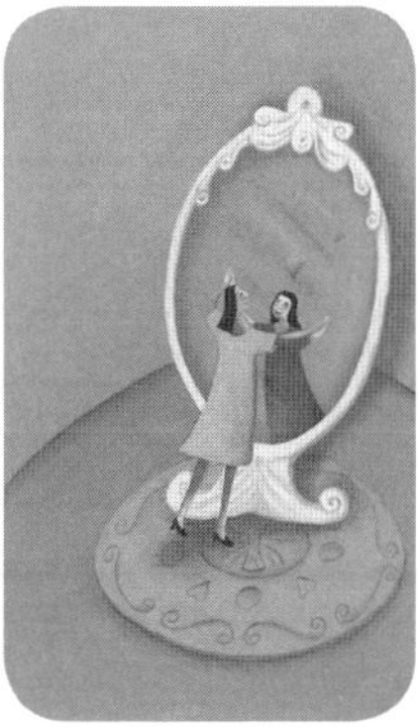

Selbstliebe gehört zu den wichtigsten Karten im gesamten Spiel. Sie öffnet uns für Liebe und Beziehungen und hilft uns, erfolgreich darin zu sein. Selbstliebe ist ein Zustand, in dem wir uns selbst geben und von uns selbst empfangen. Ohne Selbstliebe fühlen wir uns auch nicht liebenswert.

Wenn wir uns selbst nicht lieben, glauben wir, keine Liebe verdient zu haben, sodass wir in unseren Beziehungen oft Schmerz und Aufopferung hinnehmen. *Selbstliebe* gibt uns Wert und hat zur Folge, dass wir anderen Menschen sowohl Wert als auch Liebe geben. Wenn wir uns selbst lieben, können wir das Leben genießen und Glück und Fülle hervorbringen. Wenn wir uns selbst nicht lieben, kann es passieren, dass wir zu Depressionen neigen oder versuchen, uns hinter beiläufiger Betriebsamkeit zu verstecken. *Selbstliebe* erlaubt uns, ausgewogen zu geben und zu empfangen. Sie schenkt uns den Mut, den wir für Nähe und Ebenbürtigkeit brauchen. Sie fördert Harmonie im Leben und den erfolgreichen Ausgang aller Ereignisse. *Selbstliebe* bewirkt, dass wir an uns selbst glauben, und das lässt uns Herausforderungen viel leichter bewältigen.

Interpretation der Karte

Selbstliebe gehört zu den Grundpfeilern einer glücklichen Beziehung und eines erfolgreichen Lebens. Wenn du dich selbst achtest, achtest du auch alle anderen Menschen. Das lässt Spiel und Kreativität zu, denn ohne Selbstbefangenheit und Selbstzweifel kannst du deine Aufmerksamkeit auf die richtigen Dinge lenken: auf das Leben, auf andere Menschen und auf deine Beziehung. Dann kannst du in der Fülle des Lebens schwelgen und sie genießen, weil du weißt, dass du sie verdienst. *Selbstliebe* löst den Selbstangriff auf, der an der Wurzel all unserer Probleme liegt. Diese Karte verwandelt deine Stimmung und öffnet dich für alle guten Dinge des Lebens.

2
Heilung

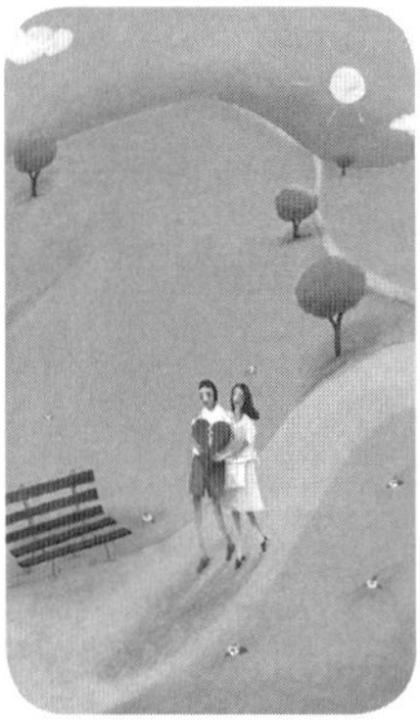

Heilung erlaubt uns, zu lernen und uns weiterzuentwickeln. Sie berichtigt unsere Fehler, bringt uns damit den Menschen in unserer Umgebung näher und lässt Partnerschaft und Erfolg entstehen. Heilung lässt unsere Beziehungen wachsen. Sie gibt uns ein Werkzeug der Transformation an die Hand, das jede Situation, jede Beziehung und jede Partnerschaft verbessern kann – wenn wir bereit sind, uns zu ändern.

Wenn unser Partner uns enttäuscht, gewinnen wir den Konkurrenzkampf, der beweisen soll, dass wir der bessere Mensch sind. Es gibt uns die Möglichkeit, uns an unserem Partner zu rächen, und führt dazu, dass wir einen Herzensbruch erleiden, weil wir uns vor Nähe und vor dem nächsten Schritt in der Beziehung fürchten. *Heilung* verändert alle diese Dinge und weil sie um die grundlegende Veränderung weiß, die in uns stattfindet, verändert sie auch unseren Partner und unsere Welt. *Heilung* gibt uns die Möglichkeit, uns zunehmend von unseren Begrenzungen zu befreien, je weiter wir in unserer Entwicklung voranschreiten. Sie gibt uns ein hilfreiches Werkzeug der Transformation an die Hand, das als Gabe für unseren Partner und unsere Familie gedacht ist. *Heilung* lässt unsere Beziehungen durch alle Stadien bis hin zur Partnerschaft gelangen und je mehr unsere Ganzheit wächst, umso tiefer wird unsere Liebe.

Interpretation der Karte

Diese Karte lässt dich wissen, dass *Heilung* und Veränderung auf dem Weg zu dir sind. *Heilung* bewirkt, dass jede Situation eine positive Wendung nimmt. Sie gibt dir paradoxerweise mehr Raum zum Atmen und erweitert deinen Horizont, wenn du den Menschen in deiner Umgebung näher kommst. Diese Karte steht für die Lösung von Problemen und den nächsten Schritt in deiner Entwicklung. Sie erlaubt dir, dich an den Gaben zu erfreuen, die jedes Problem verbirgt, und sie mit anderen Menschen zu teilen. *Heilung* verändert deine Wahrnehmung und deine Erfahrung der Situation auf eine Weise, die positive Transformation bewirkt. *Heilung* segnet dich und befreit dich aus deiner Angst, deiner Schuld und deinem selbstauferlegten Gefängnis.

3
Geben

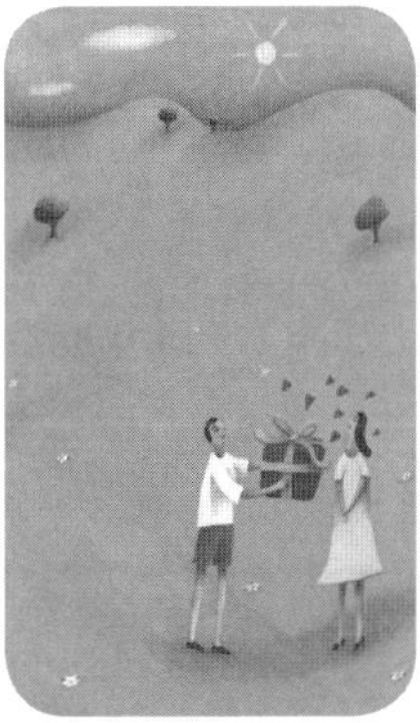

Geben ist die glückliche Lösung für alle unsere Probleme. Es ist untrennbar mit dem Empfangen verbunden, sodass wir uns, wenn wir geben, automatisch dem Empfangen öffnen. Geben macht uns zufrieden und gibt unserem Leben einen Sinn und einen Wert. Es ist ein Aspekt der Liebe und öffnet uns deshalb dafür, Liebe zu fühlen und zu empfangen.

Wenn wir geben, fühlen wir uns weit. Wenn uns gegeben wird, können wir uns öffnen und berühren lassen. *Geben* zählt zu den Geheimnissen des Lebens und der Jugendlichkeit. Je mehr wir geben, umso erfolgreicher sind wir und umso mehr können wir die Früchte unseres Gebens genießen. *Geben* ist ein Prinzip der Heilung. Jede problematische Situation birgt etwas in sich, das wir geben können, um eine entscheidende Veränderung zu bewirken und das Dilemma zu lösen.

Interpretation der Karte

Diese Karte bedeutet, dass du gibst oder dass dir gegeben wird. *Geben* ist eine praktische Ausdruckform der Liebe, die deine Situation mit Freude erfüllt. Es bedeutet, dass die Lösung für dein Problem gefunden ist. Dein Problem wurde bereits gelöst oder die Lösung steht kurz bevor. Du erkennst dich selbst an der Art und Weise, in der du gibst, und du erkennst andere Menschen an der Art und Weise, in der sie geben. Je mehr du gibst, umso mehr Kreativität erschließt sich dir, umso mehr Antworten offenbaren sich dir, umso mehr fühlst du, dass du höhere Ebenen der Bewusstheit erreichst. *Geben* ist eine Pforte zur Vision. Es ist das glückliche Teilen dessen, was du hast und was du bist. *Geben* ist der Schlüssel dafür, dass du Gefühle der Weite genießen kannst. Es ist das Rezept, das garantiert jede Situation transformiert. Diese Karte gibt dir zu verstehen, dass *Geben* heute eine ganz einfache Möglichkeit ist, dir und allen Menschen in deiner Umgebung zu helfen.

4
Empfangen

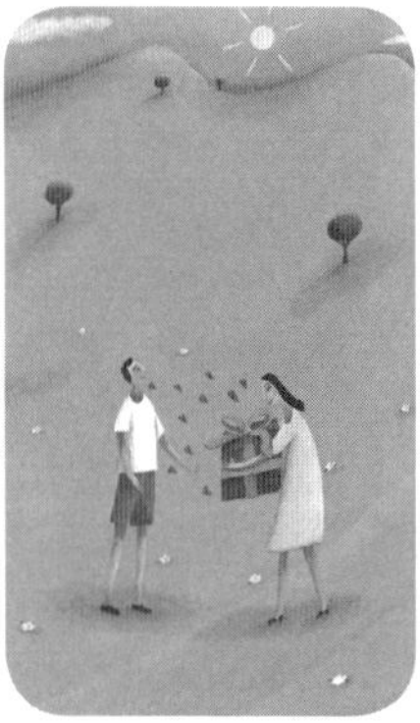

Empfangen ist der weibliche Aspekt im Zyklus von Geben und Empfangen. Wenn nicht empfangen wird, hat kein Geben stattgefunden, sondern nur etwas, das es nachahmt, wie beispielsweise Aufopferung oder Geben, um zu nehmen. Sobald wir empfangen, geben wir ganz von selbst auf einer höheren Ebene, und sobald wir geben, öffnen wir uns dafür, in höherem Maße zu empfangen.

Empfangen ist eine natürliche Gabe der Heilung. Es erlaubt uns, alles zu haben, was wir brauchen, und bringt uns auf einfachste Weise voran. Wir können alles empfangen, sobald wir uns nicht mehr davor fürchten. Wenn der Empfangende bereit ist, erscheint der Gebende. Wir brauchen Mut, um uns dem *Empfangen* zu öffnen. Wir müssen uns würdig fühlen und dürfen uns nicht davor fürchten. Wenn wir uns dem *Empfangen* öffnen, steigen manchmal verborgene negative Emotionen auf, weil sie durch das ersetzt werden, was wir empfangen. Wenn wir keine Angst davor haben, unsere Gefühle zu fühlen, kann dies eine äußerst heilsame Wirkung haben. Jeder Bereich, in dem wir nicht empfangen, deutet auf heimliche Rebellion und Rache hin, die uns zurückhalten.

Interpretation der Karte

Diese Karte weist auf ein gewisses Maß an Offenheit dafür hin, die guten Dinge anzunehmen, die zu dir kommen. Wenn du empfängst, wirst du mit Energie erfüllt und erneuert. Du empfängst Gnade, Gaben und Belohnungen. Weil du von dem, was dir gegeben wurde, erfüllt bist, willst du es ganz von selbst mit anderen Menschen teilen. *Empfangen* ist eine glückliche, heilende Karte, die Genuss und Vergnügen auf eine neue Ebene hebt. Empfange alle guten Dinge, die das Leben heute für dich bereithält.

5
Kommunikation

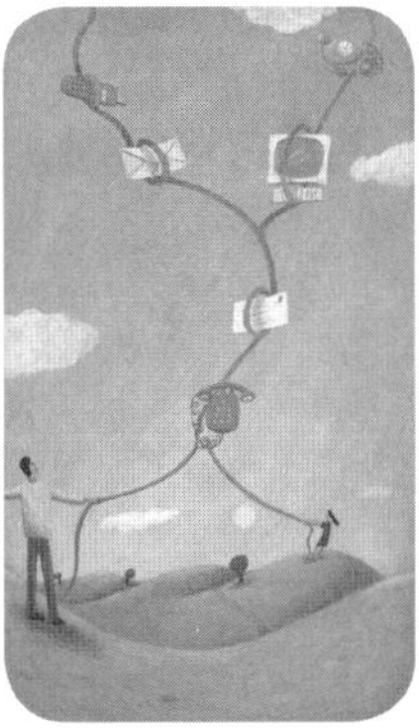

Kommunikation ist für eine erfolgreiche Beziehung von zentraler Bedeutung. Sie ist unentbehrlich, um Differenzen zu klären und zu überbrücken. Kommunikation sorgt dafür, dass eine Beziehung auch dann spannend bleibt, wenn die Jahre ins Land gehen.

Kommunikation ist mehr als die reine Weitergabe von Informationen. Sie kann wirksam eingesetzt werden, um Trennung zu beenden und die Verbundenheit dort wiederherzustellen, wo sie verloren gegangen ist. *Kommunikation* bringt Verstehen und das führt dazu, dass Groll von uns abfällt und wir auf eine neue Ebene der Partnerschaft gelangen. Es kann für alle unsere Beziehungen enorm hilfreich sein, wenn wir uns verpflichten, zu einem Experten auf dem Gebiet der *Kommunikation* zu werden. Gute *Kommunikation* kann sowohl Machtkämpfe als auch Leblosigkeit in einer Beziehung beenden. Sie kann uns mit Freunden, Familie und Kollegen und mit unserem Partner verbinden.

Interpretation der Karte

Diese Karte zeigt an, dass ein wichtiger Austausch bevorsteht. Sie kann dich einem anderen Menschen näherbringen und dir helfen, den nächsten Schritt zu gehen. *Kommunikation* baut Brücken. Sie integriert gegensätzliche Standpunkte und lässt so ein neues Maß an Partnerschaft und Selbstvertrauen entstehen. Aufrichtig eingesetzte *Kommunikation* kann Frieden, Vertrauen, Transformation und Heilung bewirken. Sie kann sich als ein aufregendes zwischenmenschliches Abenteuer offenbaren. Lasse die Urteile und die Schuldvorwürfe los, die deine *Kommunikation* und deine Ausdrucksfähigkeit sabotieren. Unabhängig davon, wie andere Menschen dir begegnen, kann deine Fähigkeit zur *Kommunikation* dich in deiner Entwicklung und Veränderung unterstützen.

6
Loslassen

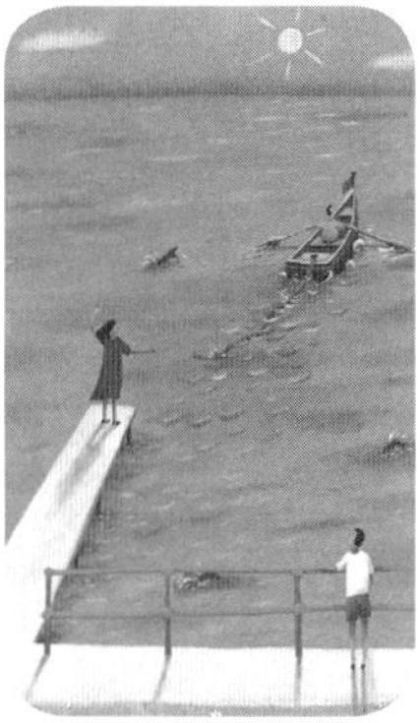

Loslassen ist ein wichtiges Prinzip, wenn es darum geht, glückliche Beziehungen zu verwirklichen. Damit wir in einer Beziehung erfolgreich sein können, müssen wir Bedürfnisse, Wünsche, Verhaftungen und Selbstgerechtigkeit loslassen. Wir müssen auch unsere früheren Partner loslassen, damit sie unserer Bereitschaft zur Partnerschaft oder dem Erfolg einer gegenwärtigen Beziehung nicht im Weg stehen.

Wenn wir an einem Menschen aus der Vergangenheit festhalten, sind wir in der Gegenwart für ein geringeres Maß an Partnerschaft offen. Wenn wir an den positiven Aspekten aus der Vergangenheit festhalten, hindern wir sie daran, sich in der Gegenwart zu zeigen. Die negativen Aspekte aus der Vergangenheit, an denen wir festhalten, werden zu Groll, der sich als Muster in der Beziehung zu unserem jetzigen Partner fortsetzt. Jede Form von Negativität muss losgelassen werden, damit unser Leben wieder in Fluss kommen kann. *Loslassen* macht den Weg frei, damit wir in der Gegenwart leben und erfolgreich sein können.

Interpretation der Karte

Wenn du diese Karte erhältst, wird dir die Gabe des Loslassens geschenkt. Sie befreit dich von Verhaftungen, die anderenfalls dazu führen würden, dass du leidest. Das *Loslassen* unerfüllter Bedürfnisse aus der Vergangenheit leert dich von Fantasievorstellungen, sodass du nun das empfangen kannst, was wirklich ist. *Loslassen* bedeutet nicht, etwas wegzuwerfen, sondern es in seine wahre Perspektive zu rücken, damit du befreit wirst. Das Prinzip des Loslassens besagt, dass etwas Besseres kommen wird, um den Platz dessen einzunehmen, was du losgelassen hast, oder dass etwas auf einer höheren Ebene zu dir zurückkehren wird. *Loslassen* gehört zu den Prinzipien der Heilung, die besonders einfach zu praktizieren sind. Es ist lediglich die Bereitschaft, nicht in etwas zu investieren, das nicht länger wahr ist. *Loslassen* bringt Wehmut, Süße und den nächsten, vielversprechenden Schritt.

7
Selbstwert

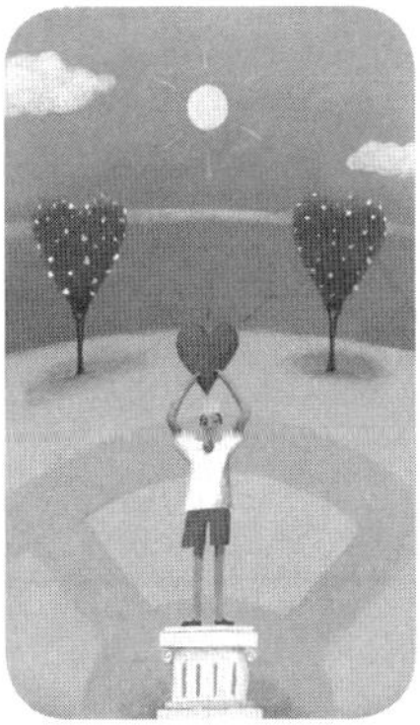

Das Maß unseres Selbstwertes entspricht dem Maß, in dem wir uns gestatten, alle guten Dinge des Lebens zu empfangen. Unser Selbstwert ist ein Maß dafür, wie verdienstwürdig und liebenswert wir zu sein glauben, und das erlaubt uns wiederum, in allen Bereichen unseres Lebens erfolgreich zu sein. Selbstwert rührt von unserem eigenen Werteverständnis her.

Wenn es uns an *Selbstwert* mangelt, lassen wir nicht zu, dass wir empfangen. Wir erlauben uns nicht, die Dinge, die wir haben wollen, zu haben und sie auch zu genießen. Unser *Selbstwert* entspringt unseren Glaubenssätzen. Er beruht im innersten Kern darauf, wie sehr wir uns selbst mögen und wie sehr wir uns erlauben, das Leben zu genießen. Auf der tiefsten Ebene unseres Bewusstseins liegt Selbstliebe verborgen, aber infolge unserer begrenzenden Selbstkonzepte scheinen wir süchtig nach Selbstangriff zu sein. Fast alle Menschen tragen ein hohes Maß an Selbsthass in sich, dessen Ursprung in unwahren, fehlgeleiteten Ursachen zu finden ist. Wenn wir unseren *Selbstwert* bejahen, öffnen wir uns für alles, was positiv ist.

Interpretation der Karte

Diese Karte steht für dein Selbstwertgefühl und deine Verdienstwürdigkeit. Es ist eine heilende Karte, die Fallen und Probleme auflöst und den Grundstein für Erfolg, Freude und Fülle legt. Dein *Selbstwert* schreibt deine Liebenswürdigkeit fest und macht dich offen für die wahre Liebe, Erfolg in Beziehungen und Glück. Außerdem lässt dein *Selbstwert* dich den Wert deines Partners erkennen und verleiht dir die Fähigkeit, dich ihm zu verpflichten. So gelangst du in großen Sprüngen auf neue Ebenen der Verliebtheit und des Erfolges in Beziehungen voran.

8
Wahrheit

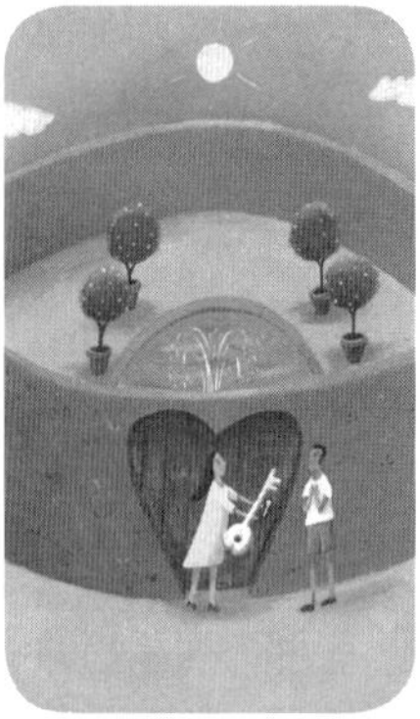

Wahrheit befreit uns und zeigt uns den Weg voran. Was uns auf unwahre Weise festgehalten hat, wird offenbart und vom Schwert der Wahrheit durchschnitten. Wahrheit bringt Mühelosigkeit. Jede Schwierigkeit ist ein Zeichen dafür, dass wir etwas Unwahres tun oder – was wahrscheinlicher ist – etwas auf eine unwahre Weise tun.

Wahrheit deckt auf, was verborgen ist. Sie gibt uns die Möglichkeit, informierte Entscheidungen zu treffen. Alle Formen von Schmerz, falschem Verstehen und Destruktivität entspringen dem Kreislauf aus Illusion und Desillusionierung. Die *Wahrheit* unterbricht diesen Kreislauf. Sie bringt uns Licht und zeigt uns einen besseren Weg. Sie gibt uns die Freiheit, aus unserem Gefängnis auszubrechen. Die *Wahrheit* ist eine Gabe, die uns in unserer Entwicklung unterstützt, weil sie uns Schritt für Schritt den Weg nach Hause weist.

Interpretation der Karte

Die Karte der *Wahrheit* zeigt, dass das, was verborgen ist, schon bald offenbart wird. Wo du in Situationen, Unklarheit oder falschem Verstehen gefangen bist, wird dir ein Weg gezeigt, dich daraus zu lösen. Du kannst diese heilende Gabe auf vergangene und gegenwärtige Situationen anwenden, um dich von Schmerz zu befreien. Je stärker dein Verlangen nach *Wahrheit* ist, umso mehr wird sie dir den Weg weisen. Denke daran, dass du, wenn es eine emotionale Verstimmung gibt, nicht im Besitz der vollen *Wahrheit* bist. Spüre heute das Verlangen nach *Wahrheit* – befreie dich von allen Fallen und bitte aus tiefstem Herzen darum. Erfahre ihre Macht, die stärker als jede Illusion und jeder Fehler ist. Diese Karte sagt dir, dass du aus einer äußeren oder inneren Quelle wichtige Informationen empfängst. Das, was in deinem Leben am Werk ist, wird offenbart und deutlich gemacht. Du wirst aus den Ketten von Illusion und Täuschung befreit. Der Weg voran wird dir gezeigt.

9
Risiko

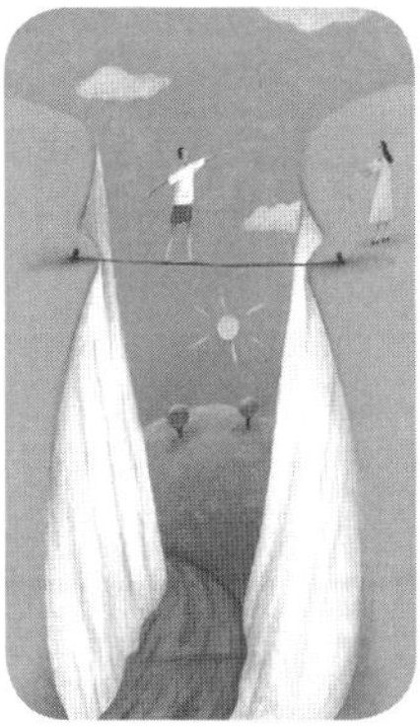

Risiko fordert uns offen auf, uns in eine herausfordernde Situation zu begeben. Es erlaubt uns, etwas zu wagen und uns zu öffnen. Unabhängig davon, ob wir erfolgreich sind oder nicht, lässt es uns wachsen, erzeugt Spannung und ist der Schlüssel, der Langeweile verhindert. Wir gehen nicht mehr auf Nummer sicher, wenn wir ein emotionales Risiko wagen, und dadurch wird unser Leben wieder spannend.

Wenn wir mit einem anderen Menschen über unsere inneren Gefühle sprechen, geben wir das preis, was wir normalerweise verborgen halten. Wenn wir über angstvolle oder negative Emotionen sprechen, werden sie losgelassen und wir werden paradoxerweise befreit. Wenn wir ein *Risiko* eingehen, dann verlassen wir unsere Sicherheitszone und erweitern unseren Aktivitätsbereich. Wir lassen das, was wir bereits erreicht haben, hinter uns zurück und streben nach Erfolg auf einer neuen Ebene. *Risiko* erkennt, dass Sicherheit um jeden Preis eine lähmende Wirkung haben kann. Deshalb lässt es Entwicklung zu und verleiht unserem Leben mehr Würze.

Interpretation der Karte

Risiko erweitert deinen Horizont und lässt die Kontrolle hinter sich zurück. Die Angst, die dich vorsichtig gemacht hat, wird für aufregende neue Erfahrungen genutzt. *Risiko* kann die Form emotionaler Hingabe annehmen, die, wenn sie vollständig ist, zu einem vollkommen neuen Maß an Erfolg und Partnerschaft führen kann, ohne dass du das Gefühl hast, einen Kompromiss einzugehen, oder fürchtest, verlieren zu müssen, damit jemand anderer gewinnen kann. *Risiko* birgt eine Herausforderung in sich, ist aber mit wahrem Selbstvertrauen nicht angsteinflößend, sondern lediglich etwas, mit dem es umzugehen gilt. Genieße den Nervenkitzel – das *Risiko* liegt vor dir und du kannst deinen emotionalen Spielraum und dein Erfolgsrepertoire erweitern. Du kannst vortreten und heute auf eine vollkommen neue Ebene des Vergnügens gelangen. Nimm deinen Mut zusammen und tritt aus deiner Sicherheitszone heraus. Gib deinem Leben ein wenig mehr Farbe und Würze.

10
Selbsthingabe

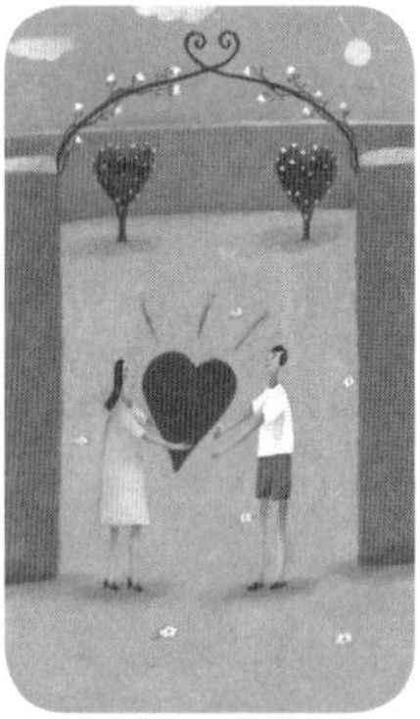

Selbsthingabe gehört zu den großen Problemlösern, denn es gibt kein Problem, bei dem sie nicht eine entscheidende Veränderung bewirken kann. Sie ist ein Akt der Liebe, in dem wir uns uneingeschränkt darbieten. Wo man sich selbst ganz und gar gegeben hat, kann es keine abstumpfenden Rollen und Pflichten und keine Aufopferung mehr geben.

Allein der Akt vollkommener *Selbsthingabe* ist atemberaubend und ruft einen Zustand visionärer Bewusstheit und Kreativität hervor. *Selbsthingabe* ist äußerst aufregend und erschließt uns den Reichtum des Lebens, weil wir im Gegenzug empfangen. Sie gibt uns in dem Maße eine Bedeutung und einen Wert, in dem wir anderen Menschen eine Bedeutung und einen Wert geben. Vollkommene *Selbsthingabe* bringt Liebe und ein Gefühl der Verliebtheit hervor. Sie zählt zu den schönsten Gaben, die wir zu bieten haben. Sie erzeugt Gefühle der Freude und des Glücks und ist eine der großen Segnungen des Lebens: sowohl in dem, was wir geben, als auch in dem, wofür wir uns öffnen.

Interpretation der Karte

Diese Karte gibt dir das Mittel an die Hand, mit dem du jedes Problem lösen kannst, vor dem du stehst. Sie spricht von einem Ort, an dem du dich voll und ganz einbringst, sodass du auf eine höhere Bewusstseinsebene gelangst und größere Gaben empfängst. Du kannst die Liebe eines anderen Menschen oder deine Liebe zu dir selbst spüren. *Selbsthingabe* bringt Schönheit und ein hohes Maß an intuitiver Bewusstheit. Wenn du dich selbst gibst, kannst du über die Oberfläche der Dinge hinausblicken und -fühlen. *Selbsthingabe* gehört zu den wahrhaft großen Gaben im Leben. Sie öffnet Türen, hinter denen Möglichkeiten auf dich warten, und sie bringt Partnerschaft, Nähe und Erfolg. *Selbsthingabe* bedeutet, dass du aus ganzem Herzen gibst, und das erlaubt dir, in gleicher Weise zu empfangen. Sie weist den Weg zu deiner Lebensaufgabe und deiner Bestimmung.

11
Vertrauen

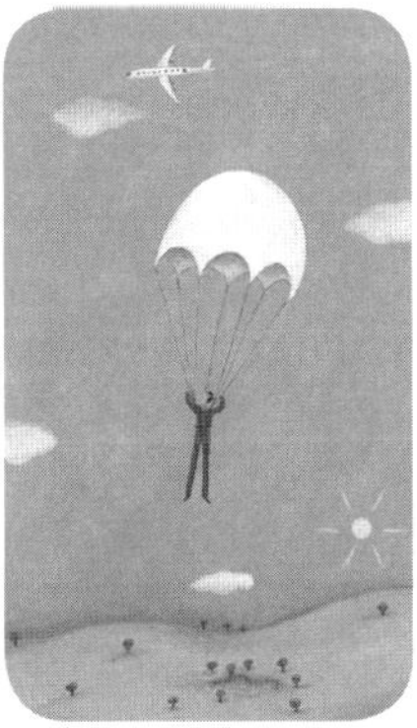

Vertrauen ist die Kraft unseres Geistes, die wir in eine positive oder negative Richtung einsetzen. Das Ergebnis zeigt, wie wir sie eingesetzt haben. Vertrauen bedeutet nicht, naiv zu sein. Es erkennt die jeweilige Situation und schließt die Bereitschaft in sich, an einen positiven Ausgang zu glauben in dem Wissen, dass er gesichert ist.

Vertrauen ist die Kraft des Geistes, die wir einsetzen, um eine positive Lösung herbeizuführen, auch wenn die Situation verloren oder hoffnungslos erscheinen mag. Einem Menschen vertrauen bedeutet, an ihn zu glauben in dem Wissen, dass er unserem Glauben an ihn gerecht wird. Wenn wir kein *Vertrauen* in einen anderen Menschen haben, verhält er sich uns gegenüber treulos. Setzen wir die Kraft unseres Geistes dagegen bestmöglich und in dem Wissen ein, dass die Situation einen guten Ausgang nehmen wird, entwickelt sie sich – manchmal paradoxerweise – in eine positive Richtung.

Interpretation der Karte

Die Karte des Vertrauens lässt dich wissen, dass eine negative Situation geheilt, transformiert und zu einem positiven Ergebnis geführt wird, wenn du die Kraft deines Geistes darauf konzentrierst. *Vertrauen* ist ein wunderbares Prinzip der Heilung, das jedes Problem lösen kann. Als Karte der Heilung lädt *Vertrauen* dich ein, es dir zu eigen zu machen, deinen Geist klug in die von dir gewählte Richtung zu lenken und Angst, Sorge oder widersprüchliche Wünsche in Bezug auf das Ergebnis loszulassen. Es bittet dich, bewusst zu wählen und deine Wahl dann mit der Kraft deines Geistes zu erfüllen. Du kannst mit deinem *Vertrauen* jeder Situation und jedem Menschen helfen. Dazu musst du bereit sein, Furcht und Urteile beiseite zu lassen, weil du das gewünschte Ergebnis kennst und fest daran glaubst, dass es eintreten wird. *Vertrauen* gibt dir Selbstvertrauen und mit Selbstvertrauen gibt es kein Problem, das nicht gelöst werden kann – nur eine Situation, mit der es umzugehen gilt.

12
Verpflichtung

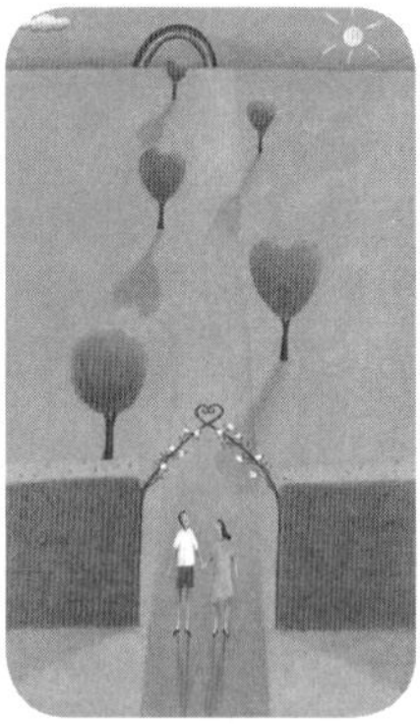

Verpflichtung steht für die Entscheidung, uns uneingeschränkt zu geben. Sie bringt Partnerschaft, Mühelosigkeit, Möglichkeiten und ein Gefühl der Freiheit. Wir erreichen ein völlig neues Stadium in unserer Beziehung. Verpflichtung heißt, dass wir bereit sind, einen neuen Schritt mit einem Menschen zu gehen, und das hebt uns auf eine andere Ebene empor.

Verpflichtung beschert uns neue Flitterwochen, eine erneuerte Beziehung und partnerschaftliche Verbundenheit auf einer höheren Ebene. *Verpflichtung* gibt uns die Möglichkeit, ein Dilemma und die Angst vor dem nächsten Schritt auf denkbar mühelose Weise aufzulösen. Sie heilt Machtkämpfe und Leblosigkeit und wir können sie nutzen, um rasch durch alle Probleme und Lektionen, vor denen wir in Beziehungen stehen, hindurchzugelangen. *Verpflichtung* hilft uns, uns auf das zu konzentrieren, was uns ganz besonders wichtig ist. Sie verleiht uns und dem Menschen, dem wir uns verpflichten, einen Wert. *Verpflichtung* fördert die Wahrheit zutage. Wenn wir uns einem Menschen verpflichten, der nicht zu uns steht, dann löst er sich von uns, ohne dass wir den Herzensbruch, das Gefühl von Verlust und die negativen Empfindungen erleiden, die mit einer Trennung normalerweise einhergehen.

Interpretation der Karte

Diese Karte lässt dich wissen, dass es an der Zeit ist, dich zu verpflichten. Der Mangel an Selbstwert und an Wertschätzung anderer Menschen, der dir Angst davor einflößt, dich ihnen zu verpflichten, ist nun Vergangenheit und damit ist auch die Angst fort. *Verpflichtung* lässt dich in der Beziehung sowohl zu deinem Partner als auch zu dir selbst auf eine völlig neue Ebene gelangen. Wenn du noch keinen Partner hast und dich dir selbst, der Wahrheit und dem nächsten Stadium der Partnerschaft verpflichtest, wirst du vorangebracht, sparst viel Zeit und erlangst die Bereitschaft, eine Beziehung einzugehen. *Verpflichtung* kann viele Probleme – und viele Schichten eines Problems – heilen.

Die Glückskarten

Die Glückskarten bestehen aus Gaben, die uns wieder in den Fluss des Lebens zurückgelangen lassen. Sie lösen Probleme und bringen uns an einen Ort, an dem wir Nähe genießen können.

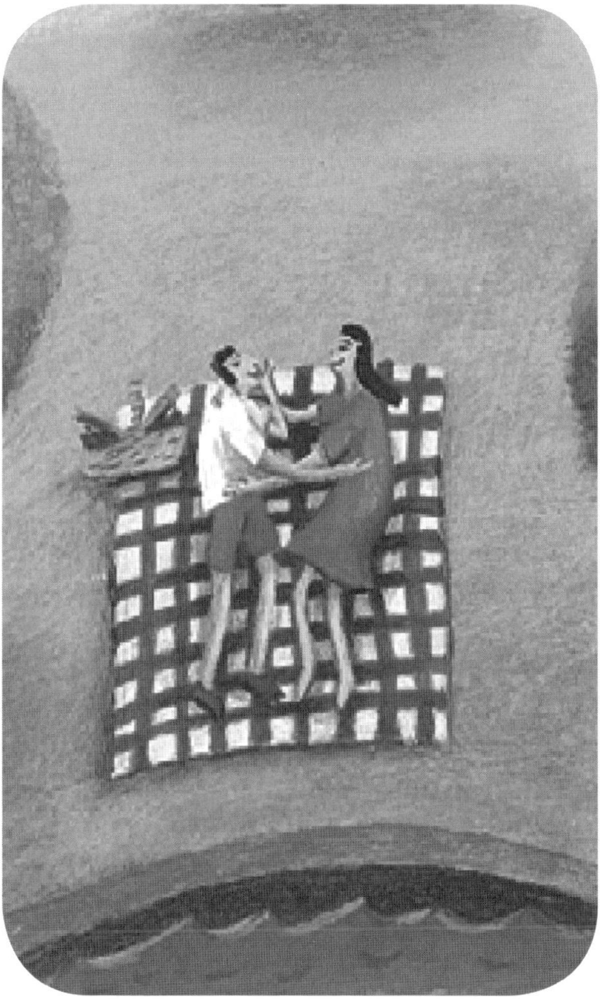

13
Auf Wolken schweben

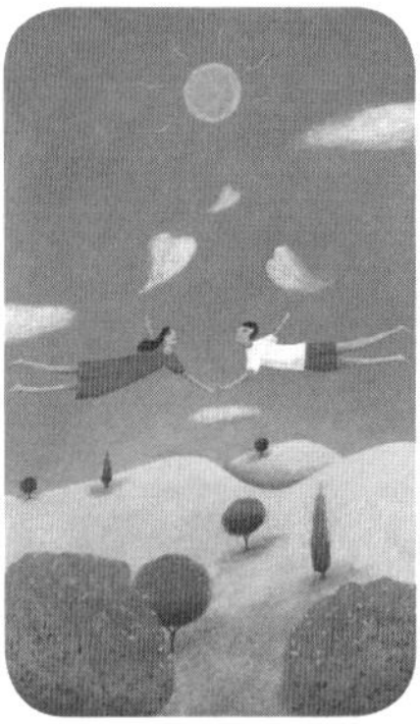

Auf Wolken schweben ist das überwältigende Glücksgefühl, das wir empfinden, wenn wir uns verlieben. Der Gedanke an den geliebten Menschen, sein Anblick, seine Berührung und seine Stimme können uns so sehr beflügeln, dass wir das Gefühl haben, erhoben und über uns selbst hinaus in ein neues Reich der Gefühle davongetragen zu werden. Ein so hohes Maß an Inspiration durchströmt uns, dass wir von Freude mitgerissen werden.

Die freudige Erregung der Liebe erhebt uns und gibt uns das Gefühl, so leicht zu sein, als würden wir *auf Wolken schweben.*

Interpretation der Karte

Diese Karte lässt dich wissen, dass du schon bald von berauschenden Gefühlen mitgerissen wirst. Alle Kontrollmechanismen, die du normalerweise einsetzt, schmelzen in einem reißenden Strom des Entzückens, der Verliebtheit und der Möglichkeiten dahin. Ein Traum wird erfüllt – vielleicht sogar ein Traum, von dem du nicht einmal wusstest, dass du ihn träumst. Du erhältst bereits auf der Erde einen Vorgeschmack auf den Himmel. Wenn du angesichts eines solchen Ansturms der Gefühle zittrige Knie bekommst, bitte dein höheres Bewusstsein um Hilfe, damit du dich für eines der wahrhaft wunderbaren Gefühle des Lebens öffnen kannst. Genieße es!

Diese Karte zeugt von einem Maß an Entzücken, das so groß ist, von einer Woge des Glücks, die so machtvoll ist, von einem Strom der Gefühle, der so gewaltig ist, von einer Gabe, einer Belohnung oder einer Offenbarung, der ein so hohes Maß an Energie innewohnt, dass deine natürliche Kontrolle und sogar die Grenzen deines Egos sich auflösen und du weit wirst. Diese Dinge können mit einem so hohen Maß an Lebensfreude, Überschwänglichkeit, Kreativität oder Gnade einhergehen, dass du die ewige Leichtigkeit deines Seins erfährst. Es sind Augenblicke reinen Glücks, die es zu erleben und wie einen Schatz zu hüten gilt.

14
Verliebtheit

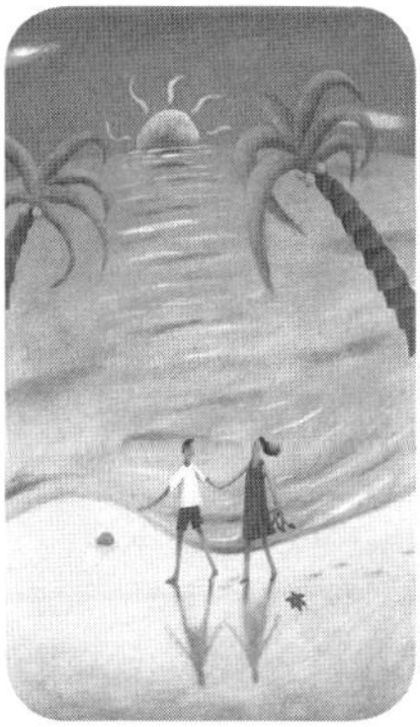

Verliebtheit ist das Gefühl, das sich einstellt, wenn uns jemand gefällt. Unser Geist malt Bilder von jemandem, den unser Herz begehrt. Wir öffnen uns für Gefühle der Leidenschaft und der Nähe und spinnen ein Netz aus angenehmen und willkommenen Fantasien.

Verliebtheit ist die Inspiration, die daher rührt, dass wir romantische Gefühle für einen anderen Menschen entwickeln. Durch unsere überströmenden Gefühle erkennen wir seine Schönheit und geben unser vermeintliches Sicherheitsnetz aus Urteilen auf, die dafür sorgen, dass unser Leben klein bleibt und auf Angst beruht. *Verliebtheit* erregt uns mit ihren Möglichkeiten und ruft ein Gefühl der Lebendigkeit und des Neubeginns hervor. *Verliebtheit* gibt uns die Möglichkeit, das aufzulösen, was uns zurückhält und feststecken lässt. Dies kann sowohl bei der ersten Begegnung mit einem anderen Menschen als auch im Verlauf einer Beziehung geschehen. *Verliebtheit* ist der Energierausch, der uns durchströmt, wenn wir uns einem anderen Menschen hingeben. Sie ist der Zauber, der uns auf das Geheimnis eines anderen Menschen neugierig macht. *Verliebtheit* hebt unser Urteil auf und öffnet uns so für die Schönheit, die wir in einem anderen Menschen entdecken.

Interpretation der Karte

Verliebtheit ist das Geschenk eines Neubeginns und der ihm innewohnenden Inspiration. Heute ist der Tag, an dem das Glücksgefühl dich davontragen kann, das daher rührt, dass du dich für die Herrlichkeit der Liebe öffnest. *Verliebtheit* ist der Frühling im Zyklus des Lebens, der die Freude der Erneuerung und das Versprechen der Ernte bereits in sich birgt. Alle Dinge im Garten deines Lebens treiben Knospen und die am stärksten duftende Blume ist dein Herz, das sich wieder neu öffnet. Eine Zeit des Winters in deinem Geist, in deinem Herzen, in deinem Leben oder in deinen Beziehungen geht zu Ende und eine neue Phase hat begonnen. Es ist eine wunderbare Zeit, die es zu genießen gilt.

15
Orgasmus

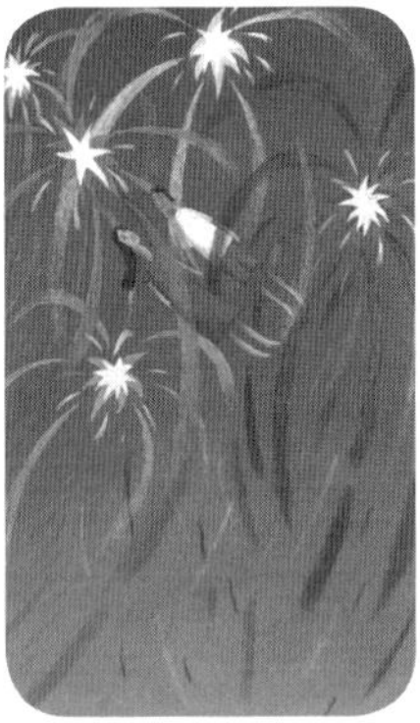

Ein Orgasmus ist ein energetischer, emotionaler oder sexueller Höhepunkt, der zu einer Gipfelerfahrung führt. Er ist der krönende Abschluss all dessen, was wir aufgebaut und worauf wir hingearbeitet haben. Ein Orgasmus ist ein erregender Energieschub, der uns durchströmt und der daher rührt, dass wir uns mit einem Menschen verbinden und uns ihm hingeben.

Ein *Orgasmus* ist ein plötzlich einsetzender Rausch von großer emotionaler oder energetischer Intensität, der sich zu einem Spannungshöhepunkt aufgebaut hat und uns im Moment der Erlösung mit Wonne überflutet. Er ist ein begeistertes, unbeschwertes Fest der Freude, das uns Frieden bringt. Diese Karte lässt dich wissen, dass du eine „unvergessliche Nacht" erleben wirst. Sie kann auf vielen Ebenen offenbar werden und spiegelt eine Zeit der Ernte, ein Freudenfest und das Zusammentreffen freudenreicher Energien wider. Sie weist auf Erfolg, Nähe und genussvolle Partnerschaft hin. Sie steht für eine Gipfelerfahrung des Gebens und Empfangens, die uns mühelos und auf ausgesprochen vergnügliche Weise transformiert.

Interpretation der Karte

Die Zeit für ein Freudenfest ist gekommen. Heute ist ein Feiertag, an dem du mit einem Feuerwerk beschenkt wirst. Was immer auch geschieht, wird ein Lächeln auf dein Gesicht zaubern, denn die mit einer Summe an Ereignissen verbundene Freude wird in dein Leben hereinbrechen und dich glücklich machen. Du hast dich mit Bedacht auf eine Weise hingegeben, die dir hohe Dividende einbringen wird. Viel Vergnügen!

Diese Karte steht zwar nicht immer für ein rauschendes Fest, aber immer für Erlösung und eine Welle der Glückseligkeit, die dich für einen Augenblick ans Ufer tragen kann. Das bevorstehende Ereignis kann eine freudige Überraschung, aber auch das Einbringen der Früchte deiner Arbeit sein. Die Zeit der Ernte und des Genießens ist gekommen.

16
Richtiger Zeitpunkt

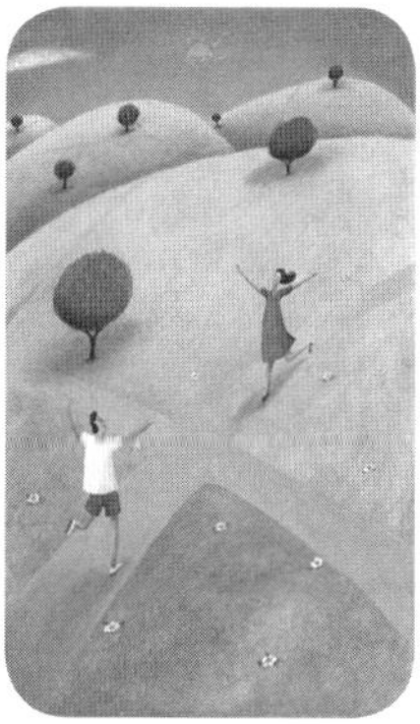

Richtiger Zeitpunkt bedeutet, dass wir mit dem Fluss des Lebens gehen und alles sich bestmöglich entwickelt. Wir begegnen den Menschen, denen wir begegnen sollen, und wir kommen mit anderen Menschen auf eine Weise zusammen, die uns glücklich macht und uns Möglichkeiten eröffnet.

Weil wir unseren Instinkten und unserer Inspiration folgen, reagieren wir auf angemessene Weise und das hat zur Folge, dass alles sich so entwickelt, wie es ihm bestimmt war. *Richtiger Zeitpunkt* bedeutet, dass wir auf das Leben, uns selbst und andere Menschen in einer Weise eingehen, die uns im Mittelpunkt stehen und alles fühlen lässt, was sich entfalten will. Weil wir uns auf eine neue Ebene der Achtsamkeit und der Berührung mit dem Leben emporschwingen, können wir den Puls der Situation spüren und genau im richtigen Augenblick reagieren. *Richtiger Zeitpunkt* bringt uns Glück, aber es ist das Glück, das von Bewusstheit herrührt, das daher rührt, dass wir mit uns selbst und mit unserer Umgebung in Harmonie sind.

Interpretation der Karte

Weil du mit dir selbst in Berührung bist, hast du das Gefühl, auch mit anderen Menschen und mit der Art und Weise, in der die Situation sich entwickelt, in Berührung zu sein. Das erlaubt dir, den sich entfaltenden Fluss des Lebens zu spüren und zu erfahren. Du beherrschst das Spiel und zeigst dich von deiner besten Seite, sodass du dir und anderen Menschen größtmöglichen Erfolg und Vergnügen bringst. Du bist in so hohem Maße mit dem Leben verbunden, dass du der Meister des Spiels – der Magier – bist. Du hast den richtigen Rhythmus und bist vollkommen im Einklang mit dem, was geschieht. Es ist an der Zeit, dich gemeinsam mit anderen Menschen im schöpferischen Spiel des Lebens zu vergnügen.

17
Zärtlichkeit

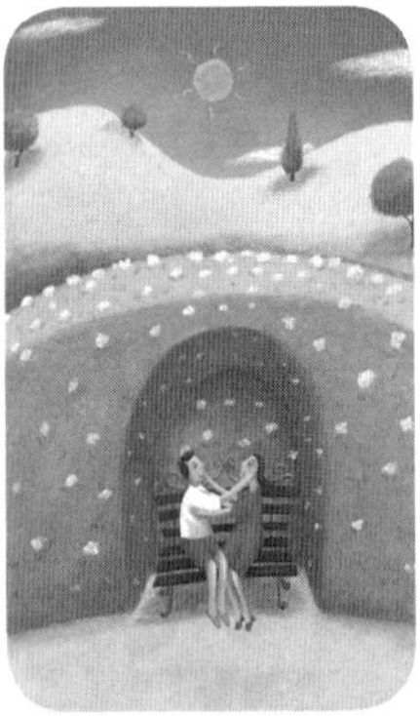

Zärtlichkeit ist das bittersüße Gefühl, das uns tief berührt und unser Herz öffnet. Sie lässt uns ausgesprochen empfindsam und auf liebevolle Weise einfühlsam sein und geht mit einem so hohen Maß an Empathie einher, dass sie uns in einer emotionalen Liebkosung tief mit einem anderen Menschen vereint. Die Erfahrung nährt uns unabhängig davon, ob wir Zärtlichkeit geben oder empfangen oder ob uns ein Mensch oder ein Ereignis berührt.

Zärtlichkeit ist die meisterhafte und feinfühlige Antwort einer Hand, die Leben schenkt, weil die Liebe, die darin liegt, uns nährt. Ebenso sehr, wie wir uns jetzt daran erfreuen, dass wir selbst *Zärtlichkeit* geben oder empfangen, können wir sie auch später erneut auskosten. *Zärtlichkeit* bezeugt unseren Wert und unsere Bedeutung und berührt uns mit betörender Süße.

Interpretation der Karte

Zärtlichkeit ist das Spiel der Liebe, das durch Nähe entsteht. Diese Karte lässt dich wissen, dass du auf eine Weise berührst oder berührt wirst, die dir erlaubt, dich auf der tiefsten Ebene für wunderbare Momente der Liebkosung zu öffnen. Du bist aufgerufen, liebevolle Güte, sanfte Rücksicht und herzliche Fürsorge zu schenken. Die zärtliche Zuwendung, die du anderen Menschen zuteilwerden lässt, macht dich offen dafür, diese Gaben selbst zu empfangen, da du glaubst, ihrer würdig zu sein. Die innige Umarmung, die du gibst oder empfängst, lässt die Saiten deiner Seele erzittern. *Zärtlichkeit* steigt in dir auf oder schwingt in der liebevollen Einfühlungsgabe, die deines Weges kommt. Wenn du den Wert eines anderen Menschen erkennst, begegnest du ihm mit *Zärtlichkeit.* Wenn ein anderer Mensch dir mit der Achtung begegnet, die du verdienst, werden dir Zuwendung und Trost zuteil.

18
Spiel

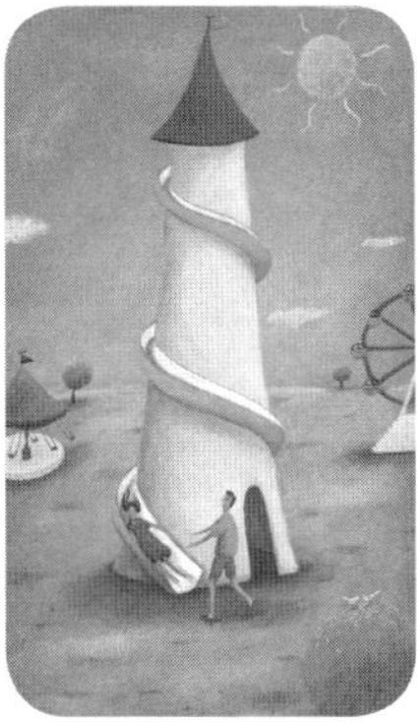

Spiel bringt uns in den unbeschwerten Fluss des Lebens zurück. Es erfrischt und erneuert uns. Es ist eine schöpferische Antwort auf die jeweilige Situation und bringt Humor und Spaß. Spiel bewirkt, dass wir uns in einem freudigen Tanz auf andere Menschen und auf das Leben einlassen. Es verjüngt uns im Alltag und im Beruf und verhindert, dass wir uns völlig verausgaben.

Spiel rückt die Dinge in die richtige Perspektive und erschöpft uns niemals durch ein Übermaß an Ernsthaftigkeit. Mit leichter Hand lindert es die Umstände des Menschseins, sodass wir uns in einer Weise auf das Leben einlassen können, die uns voranbringt und mit anderen Menschen verbindet.

Interpretation der Karte

Diese Karte lässt dich wissen, dass die Zeit der Erholung gekommen ist. Wenn du das, was du gerade tust, nicht unterbrechen kannst, versuche dich ihm mit einer spielerischen Einstellung zu nähern. Unterhalte und erheitere dich durch Humor, Keckheit und Ausgelassenheit. Amüsiere, erhole und erneuere dich. Die Auszeit, die du jetzt nimmst, kann deine Leistungsfähigkeit langfristig erhöhen. Die Welt ist ein *Spiel* – lasse dich unterhalten.

Nimm dich selbst, andere Menschen und die Situation leicht, damit dein Leben ins Gleichgewicht gelangen und du zu einer wahreren Sicht auf die Dinge zurückkehren kannst. Es ist an der Zeit, dich und andere Menschen mit einer erfrischenden und spielerischen Einstellung neu zu beleben. Deine Verspieltheit und die mit ihr einhergehende Kreativität verhelfen deinem Leben und deinen Bestrebungen zu größerem Erfolg. *Spiel* und Vergnügen haben in der heutigen, hart arbeitenden Welt enorm große Anziehungskraft und erlauben dir, deinen Lebensweg mit Leichtigkeit und einem gewissen Zauber und Charme zu gehen. Dies ist die Pause, auf die du gewartet hast. Die spielerische Einstellung, die du jetzt einnehmen kannst, ist genau das, was du brauchst, um dich selbst und die Menschen in deiner Umgebung zu beleben.

19
Auf andere eingehen

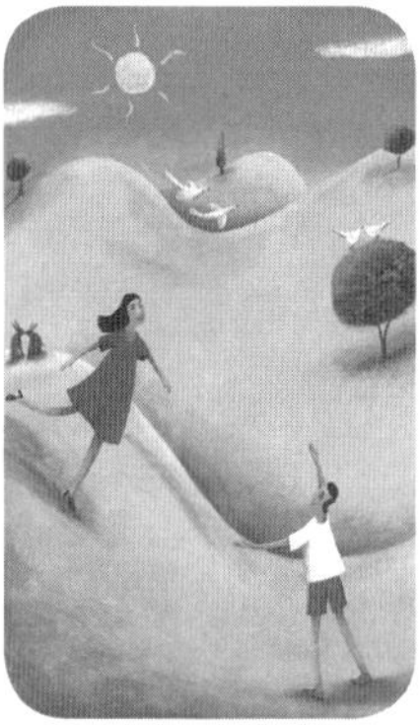

Auf andere eingehen ist eine Gabe, die Erfolg bringt. Wenn wir uns unmittelbar um einen anderen Menschen und seine Bedürfnisse kümmern, öffnen wir uns dafür, dass andere Menschen auch auf uns eingehen. Wenn andere Menschen unsere Wünsche spüren und sich mit uns verbinden, bereiten sie uns Freude. Auf andere eingehen ist kein Akt reiner Gefälligkeit, sondern bringt alle Beteiligten durch Gnade voran.

Auf andere eingehen erkennt mitfühlend, was gewollt ist, und kommt ihm an diesem Ort bereitwillig entgegen. Es kümmert sich gezielt um die Bedürfnisse anderer Menschen und löst so jeden potenziellen Konflikt. *Auf andere eingehen* ist eine Form von Liebe, sodass auch wir uns geliebt und wertgeschätzt fühlen, wenn ein anderer Mensch auf uns eingeht. Das gilt vor allem, wenn es sich um unseren Liebespartner handelt. Andere Menschen gewinnen uns für sich, indem sie auf uns eingehen, und wir gewinnen sie für uns, indem wir auf sie eingehen. Wenn wir *auf andere eingehen*, dann wertschätzen wir sie und damit auch uns selbst.

Interpretation der Karte

Diese Karte zeugt von Liebe und Aufmerksamkeit, die freudig gewährt werden. Sie kann bedeuten, dass du auf einen anderen Menschen eingehst oder dass ein anderer Mensch auf dich eingeht. Die Energie, die in dieser Karte zum Ausdruck kommt, erlaubt dir, einen anderen Menschen zu beschenken oder dich von ihm beschenken zu lassen. Genieße diesen Tag, indem du von ganzem Herzen gibst und empfängst. Liebe und Achtsamkeit reichen für alle. Unabhängig davon, ob ein anderer Mensch dein innerstes Herz erkennt und darauf eingeht oder ob du auf ihn eingehst, öffnet ihr euch beide für Gefühle der Liebe, der Zärtlichkeit und der Zuwendung. *Auf andere eingehen* ist ein großzügiger und zärtlicher Akt voller Herzenswärme und du bist im Begriff, ihn durch Geben oder Empfangen zu erfahren.

20

Sinnlichkeit

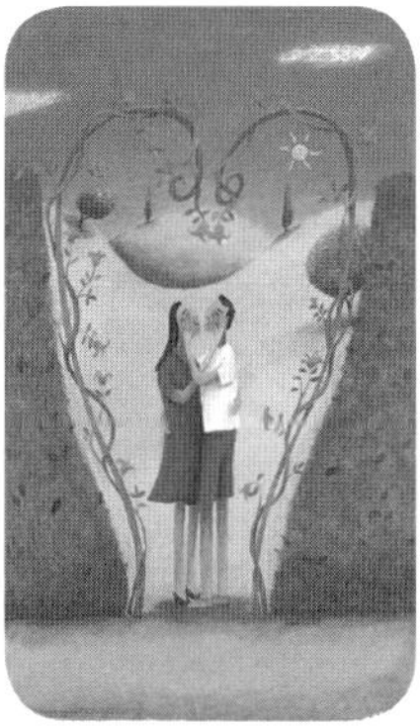

Sinnlichkeit lässt Verstand und Selbstbefangenheit im Genießen der Sinne hinter sich zurück. Sinnlichkeit verlangt ein gewisses Maß an Zentriertheit oder Freiheit vom Denken. Wenn dieser Zustand eintritt, erwachen unsere Sinne zum Leben und bündeln die Energie, die durch den Körper als Instrument des Vergnügens übertragen wird.

Sinnlichkeit ist eine genießerische Einstellung, die uns erlaubt, unsere sinnliche Umwelt ohne dämpfende Einflüsse zu erfahren. Die wenigsten Menschen sind voll und ganz in ihrem Körper präsent. Sie haben sich – vielleicht wegen eines Traumas oder eines Herzensbruchs – vom Leben zurückgezogen. *Sinnlichkeit* ist gleichbedeutend damit, dass wir mit allen Sinnen vollständig in Kontakt sind. Die beste Form der *Sinnlichkeit* ist nicht geplant, sondern eine süße, spontane Überraschung. Nur wenn wir vorbehaltlos und ohne Urteile in unseren Körper zurückkehren und ihn segnen, können wir ihn überschreiten, um zu erkennen, dass wir reiner Geist sind, und so auf immer höhere Ebenen der Glückseligkeit gelangen. Wenn wir die höheren Freuden mystischer Verbindung und Liebe für uns entdecken, ist unser Körper von einem noch stärkeren Maß an köstlicher *Sinnlichkeit* durchdrungen.

Interpretation der Karte

Heute kannst du deine Sinne wecken und in deinen Körper zurückkehren, statt über ihn zu urteilen. *Sinnlichkeit* lässt dich deinen Körper als ein Instrument erleben, auf dem herrliche Musik gespielt wird. Du erkennst, dass dein Körper ein Werkzeug der Kommunikation ist, das eine wunderbare Geschichte erzählt. Finde ganz zu dir selbst. Suche nicht nach Vergnügen, denn es wird dich finden, wenn du dich anderen Menschen und dem Leben darbietest. Versuche nicht, am Vergnügen festzuhalten oder daran anzuhaften, weil es dann zerrinnt. Seine flüchtige Natur lässt dich erwachen, statt dich zu betäuben. Wenn du bewusst und im Fluss des Lebens bist, erfährst du weit mehr *Sinnlichkeit*, als Schwelgen und die Jagd nach Vergnügen dir jemals einbringen könnten.

21
Keckheit

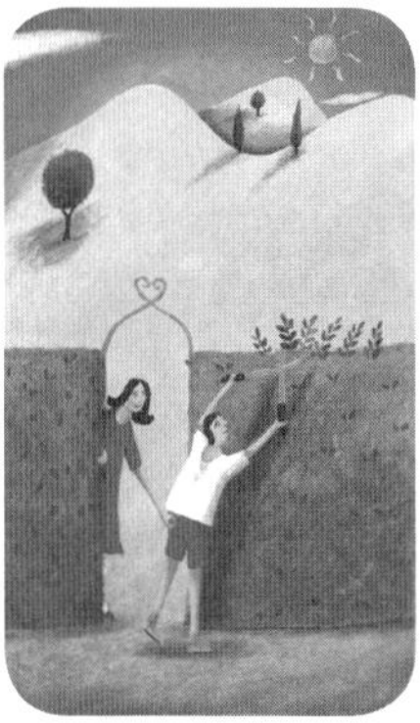

Keckheit bringt Vergnügen, weil sie Spaß und Unerhörtheit in sich birgt. Keckheit bereichert die Party durch Humor und Lebendigkeit, erfrischt uns und erfüllt unseren Lebensalltag mit neuem Schwung. Keckheit ist anziehend und verspielt, tanzt am Rande der Angemessenheit, geht aber selten so weit, dass sie einen anderen Menschen verletzt.

Keckheit steht freudig im Dienst des Lebens und weiß, dass Ernsthaftigkeit nicht authentisch ist, weil sie betäubt, statt zu beleben. *Keckheit* setzt auf Charme und Verspieltheit, um – selbst wenn sie anstößig ist – ein Lächeln anstelle eines Stirnrunzelns zu gewinnen. *Keckheit* ist überraschend, unerwartet und originell. Sie vollführt einen Tanz mit der Kreativität. Sie stellt die Führungsstärke bereit, die unser Leben aus der Zwangsjacke befreit, in die ängstliche und gehemmte Menschen es stecken wollen.

Interpretation der Karte

Diese Karte spricht von dem Spaß, der dich und andere Menschen lebendig werden lässt. *Keckheit* ist ansteckend, unverbesserlich und belebend. Sie sagt, dass die Zeit immer richtig ist, um sich durch Verspieltheit und reuelosen Humor zu entspannen. Du kannst ein wunderbar keckes Lächeln in die Gesichter aller Menschen in deiner Umgebung zaubern und sie – und dich – daran erinnern, dass der menschliche Geist niemals lange unterdrückt werden kann. *Keckheit* entspringt innerer Freiheit und lockert die unnötigen Beschränkungen, die wir uns selbst auferlegen. *Keckheit* ist eine schöpferische Antwort, die dir erlaubt, Spaß, das Leben, dich selbst und andere Menschen wertzuschätzen, und die dich daran erinnert, welche Bedeutung dem Spiel in der Nichtbegrenztheit des Lebens zukommt. Das Leben folgt keinen Regeln, sondern Prinzipien, die einen schöpferischen Dialog hervorbringen. *Keckheit* will, dass Spiel und Lachen heute Teil deines Dialogs sind.

22

Ein Traum wird wahr

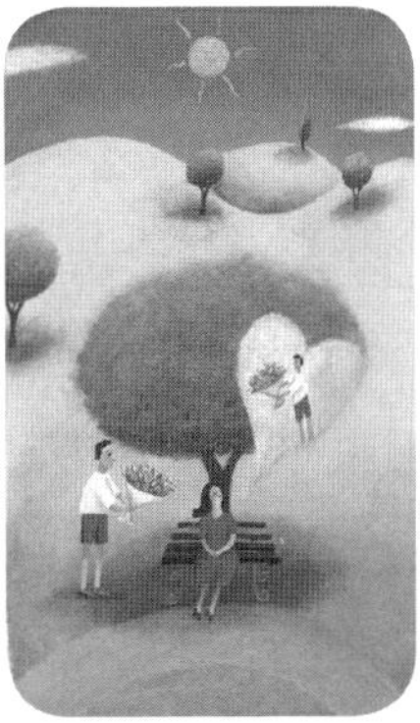

Ein Traum wird wahr bedeutet, dass etwas, das wir wirklich wollen, jetzt zu uns kommt. Es ist ein unbeschwerter Traum von Liebe und Erfolg, der bewirkt, dass wir auf den Straßen und zwischen den Laken tanzen wollen. Wenn wir uns nur dafür entscheiden könnten, angenehme Träume zu träumen, würden wir den Himmel auf Erden feiern. Diese Karte verheißt das große Glück.

Einer unserer glücklichen Träume wird heute wahr. Etwas, wovon wir geträumt haben, wird geschehen, und es ist an der Zeit, dass wir es erkennen und uns zu eigen machen. Unser Leben besteht aus unseren widersprüchlichen Wünschen und Träumen. Wir ahnen nicht, dass die Erfahrungen, die wir im Leben machen, unsere schlechten Träume, negativen Wünschen entspringen, die uns unserer Meinung nach glücklich machen können. Wir wollen uns von dieser Karte dazu ermutigen lassen, für uns selbst und für andere Menschen glücklichere Träume zu träumen.

Interpretation der Karte

Diese Karte weist auf einen positiven Ausgang hin. Etwas wird geschehen, das du dir innig gewünscht hast. Dein Wunsch wird erfüllt. Deine Gebete wurden erhört. Alles, wofür du gearbeitet oder was du dir gewünscht hast, wird schon bald eintreten. Du bist siegreich und wirst schon bald vorangebracht. Du hast deinen Herzenswunsch auf vielversprechende Weise verwirklicht. Besser geht es nicht, sodass es nun an der Zeit ist, deinen großen Sieg zu genießen. Wie es im Leben manchmal und im Märchen häufig geschieht: Dein Traum wird wahr. Dein Schiff ist in den Hafen eingelaufen. Die Zeit für ausgelassene Feste und Lustbarkeiten ist gekommen.

23
Sich verlieben

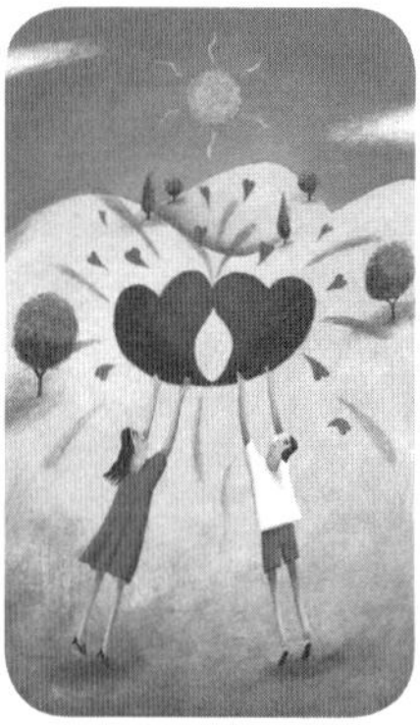

Sich verlieben ist eine der glücklichsten Erfahrungen unseres Lebens. Wir haben einen Menschen gefunden, dessen Gegenwart uns überwältigt. Wenn wir uns verlieben, lassen wir unseren Alltag hinter uns zurück und reiten auf der wilden Welle emotionaler Hingabe, vollkommen hingerissen und von Amors Liebespfeil durchbohrt.

Dies ist die Zeit, in der wir uns von der Schönheit und Klugheit eines anderen Menschen bezaubern lassen. Wir haben das Gefühl, auf Wolken zu schweben und im Reich der Magie zu leben. *Sich verlieben* setzt unsere Angst außer Kraft und die Welt erhält eine neue Bedeutung. Die Farben werden leuchtender, die Düfte werden üppiger und andere Menschen kommen uns plötzlich schöner vor.

Interpretation der Karte

Energie, Schöpferkraft und Liebe durchströmen dich und heben dich auf neue Ebenen empor. Die Mauern deines Egos haben sich aufgelöst und ein reißender Strom der Verliebtheit, der Liebe, des Entzückens und des Staunens reißt dich mit sich fort. Eine der wunderbaren Erfahrungen des Lebens gehört dir. Einige der Grenzen und Regeln, die das Ego aufgestellt hatte, lassen sich vielleicht nie wieder errichten. Das führt dazu, dass du dich in höherem Maße für die Liebe und das Leben öffnest, und es bringt den geliebten Menschen zu dir. Wenn du dich verliebst, wähle die wahre Liebe und verpflichte dich ihr, sodass du vom süßen Nektar der Verliebtheit zu lebenslanger Wegzehrung getragen wirst. *Sich verlieben* ist nur der erste Schritt, aber er ist es dennoch wert, dass man ihn feiert. Gestatte dir das Vergnügen der Möglichkeiten, die diese Karte dir bringt. Bitte dein höheres Bewusstsein, dich zu führen, damit du diese glückliche Zeit vollauf und ohne Desillusionierung genießen kannst. Nutze deinen Instinkt, um deine Verliebtheit lebendig zu erhalten, denn sie schenkt dir die Energie für alle künftigen Schritte in deiner Beziehung.

24
Entzücken

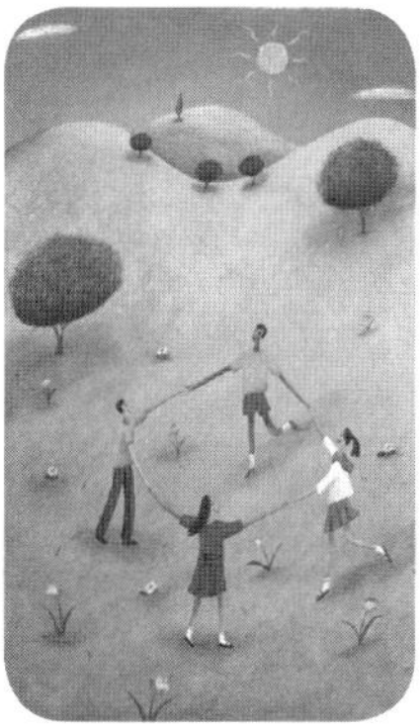

Entzücken ist die schnelle Freude, die uns öffnet und die bewirkt, dass wir uns sorgenfrei und gesegnet fühlen. Wo Dunkelheit geherrscht hat, ist überraschend das Licht gekommen. Entzücken bringt uns rasch in den Fluss des Lebens zurück und hilft uns, die guten Dinge zu empfangen, die das Leben für uns bereithält. Dies kann ein süßer Augenblick reinen Vergnügens sein, aber auch etwas, das uns längere Zeit verzaubert.

Entzücken macht uns glücklich. Es verwandelt unsere Welt augenblicklich und bringt uns den Spaß und die Schönheit des Lebens. Es nährt und erneuert uns. *Entzücken* ist oftmals eine unerwartete und ursprüngliche Erfahrung, an der wir uns auch im Rückblick immer noch erfreuen können. *Entzücken* ist Vergnügen in seiner besten Form.

Interpretation der Karte

Was jetzt geschieht oder bald geschehen wird, ist eine freudige Überraschung, die ein neues Maß an Spannung mit sich bringt. Ein unbeschwerter Augenblick, ein froher Anlass, eine bedeutende Leistung, ein freudiger Sieg, eine zärtliche Verbindung – alle diese Dinge können *Entzücken* hervorrufen. *Entzücken* spricht von einer erfreulichen und befriedigenden Zeit. Die Chancen stehen gut, dass dir eine wunderbare Erfahrung zuteilwird. Eine Belohnung erfreut, verzaubert und erhebt dich. *Entzücken* kann dir die schiere kindliche Überschwänglichkeit und Begeisterung zurückbringen, die du einmal besessen hast. *Entzücken* ruft gute Stimmung hervor und bringt dir deine Verspieltheit zurück. Das Leben schleicht sich an dich heran, um dich zu fesseln und mit Freude zu erfüllen. Du verdienst diese Zeit des Vergnügens.

25
Komm doch her

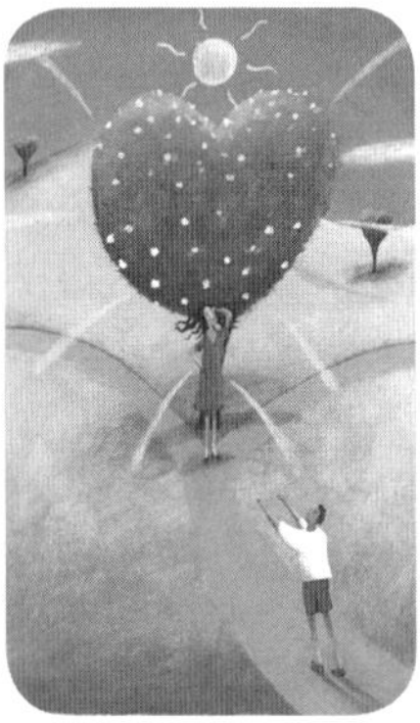

Komm doch her ist kein leerer Flirt. Es bedeutet, dass wir ernst gemeinte Signale aussenden oder empfangen, Bekanntschaft mit einem anderen Menschen zu schließen. Die Zeit der Zweifel, des Aufschubs und der Schüchternheit ist vorbei. Wir haben den Blick, der „Komm doch her" sagt, entweder gerade erhalten oder ausgesandt oder sind im Begriff, es zu tun.

Die Zeit ist gekommen, uns von unserer unerhörten, wilden und kecken Seite zu zeigen. Die Energie der Verliebtheit schlägt hohe Wellen und es ist an der Zeit, dass wir sie nutzen. Wenn wir in einer Beziehung leben, lässt diese Energie uns wissen, dass unser Partner uns entweder zum Spiel auffordert oder dass es umgekehrt für uns an der Zeit ist, ihm das Zeichen zu geben, dass die Party begonnen hat – und zwar hier! Wir müssen alles vergessen, was uns zurückhält, denn jetzt ist nicht die Zeit für Selbstbefangenheit und Selbstbeobachtung. Dies ist einer der wunderbaren Momente in einer Beziehung, die es auszukosten gilt. Die Energie der Neuheit, die uns zum „Kennenlernen" auffordert, erreicht eine vollkommen neue Ebene. Wir müssen aus uns herauskommen und spielen. Die Brandung der Verliebtheit schlägt hohe Wellen und wir sollten auf ihrem Kamm reiten!

Interpretation der Karte

Diese Karte ist ein Zeichen dafür, dass der Mensch, an den du denkst, dir grünes Licht gibt. Vielleicht sagt sie dir aber auch, dass es jetzt an der Zeit ist, dich zu öffnen und selbst ein Zeichen zu geben. Die Energie, die dich umgibt, ist positiv und verspielt – es ist an der Zeit, ein wenig Spaß zu haben. Du beherrschst das Spiel meisterhaft und das Vergnügen kann beginnen. *Komm doch her* ist eine Karte, die willkommen heißt, die dein Selbstbild und dein Beziehungsverständnis nährt und erneuert. Jemand gibt dir ein Zeichen und fordert dich auf, näher zu kommen. Deine Aktie steht hoch im Kurs und ist sehr begehrt. Du fühlst dich zuversichtlich, unwiderstehlich, gutaussehend – und du weißt es. Es ist an der Zeit, dass die Party beginnt!

26
Offenheit

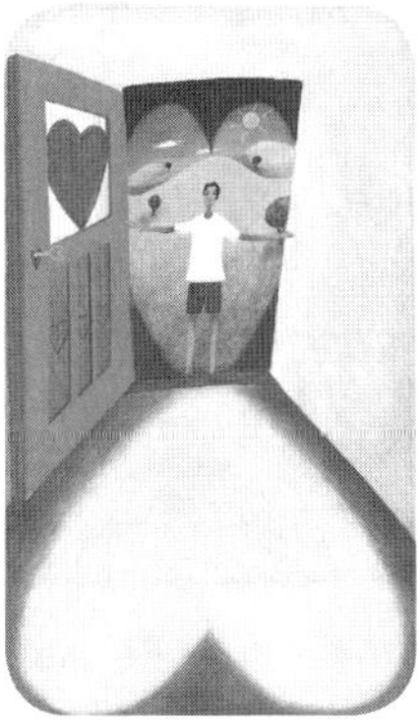

Offenheit ist der Wesenskern der Nähe. Sie bittet die Welt herein und heißt sie willkommen. Sie lässt andere Menschen so sein, wie sie sind, und akzeptiert uns so, wie wir sind. Damit bildet sie die Grundlage der Kommunikation, überbrückt Differenzen und verbindet Herz und Geist.

Offenheit lässt jedes Urteil fallen und eröffnet somit alle Möglichkeiten. Sie ist bereit, wahrzunehmen und zu erfahren, statt sich schon vorher eine Meinung zu bilden. *Offenheit* macht uns empfänglich und bereit. Dadurch lernen wir, zu wachsen und uns zu entwickeln, uns mit anderen Menschen zu verbinden und Nähe zu erleben. *Offenheit* erlaubt uns, die Verbundenheit mit einem anderen Menschen zu genießen, und zeigt uns, wo wir die Kluft zwischen ihm und uns überbrücken müssen. *Offenheit* ist ein wichtiger Faktor, wenn es darum geht, das zu bekommen, was wir wollen, denn es kommt zu uns, sobald wir wirklich offen dafür sind. *Offenheit* ermöglicht eine unvoreingenommene Erfahrung, die Freude und Vergnügen verstärkt. *Offenheit* lässt uns empfangen. Sie erlaubt uns auch, uns mit Wegen, Menschen, Vorstellungen oder Situationen vertraut zu machen, die wir normalerweise nicht erleben würden. Unsere Fähigkeit, sie urteilsfrei zu ergründen, zeigt uns, welche unserer neuen Erfahrungen wir uns bewahren wollen.

Interpretation der Karte

Die Karte der *Offenheit* weist dich heute auf deine Empfänglichkeit hin. Es ist ein guter Zeitpunkt, die Hindernisse zwischen dir und einem anderen Menschen zu beseitigen und um Gnade, Wunder und alle anderen guten Dinge zu bitten. Gastfreundschaft geht von dir aus und ist ebenso für dich da. Heute kannst du die Tür zu neuen Möglichkeiten aufstoßen. Deine Offenheit lässt heute zu, dass Glück und Liebe sich einstellen. Du hast dich aus der einengenden Zwangsjacke der Angst befreit, sodass alle unbeschwerten Elemente des Lebens dich segnen können.

27
Lachen

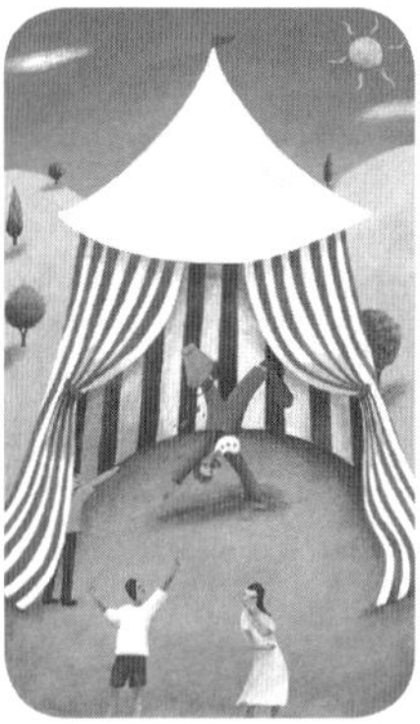

Lachen ist der überschwängliche Ausdruck von Humor. Die Heiterkeit, die sich in uns angestaut hat, ist so groß geworden, dass sie sich nach außen Bahn brechen muss. Ganz gleich, ob die Glückseligkeit so groß oder ob etwas so spaßig ist – Lachen ist die unbeschwerte Befreiung, die heilt. Es gleicht unser Leben durch Fröhlichkeit aus. Es ist ansteckend.

Lachen raubt uns den Verstand und verlangt von uns, die Kontrolle aufzugeben, wenn auch nur für einen Moment. *Lachen* ist Entzücken in Aktion. Jedes Kichern verjagt den Trübsinn und befreit uns aus dem Gefängnis, in das wir uns selbst eingesperrt haben. Ob wir glucksen oder kichern, gackern oder in unbändiges Gelächter ausbrechen – *Lachen* bringt uns zum wahren Maß aller Dinge zurück. Wenn *Lachen* und leidenschaftliche Hingabe zu Bettgefährten werden, ist unser Gekreische, Geheul und Gelächter so ansteckend und einladend, dass jeder, der uns hört, bei der Party dabei sein will.

Interpretation der Karte

Lachen lässt deine Sorgen dahinschmelzen und rückt die Dinge wieder in ihre richtige Perspektive. Ausgelassenheit und Fröhlichkeit sind auf dem Weg zu dir. Vergnügen und Spiel stehen auf der Tagesordnung, gespickt mit Geschmunzel, Gekicher und schallendem Gelächter.

Das Universum wird vom *Lachen* und von der Liebe Gottes getragen. So ist auch dein *Lachen* ein Widerhall der Freude des Himmels. *Lachen* ist eine wahre Antwort und ein Zeichen für höchsten Mut im Leben. Lasse die guten Zeiten beginnen, während du den Humor in allen Situationen erkennst. *Lachen* bringt Licht und lädt uns ein, uns am Spaß zu ergötzen. Wenn du dein Leben lachend genießt, entspannt sich dein Körper, dein Geist wird erfrischt und dein Herz lächelt.

28
Abenteuer

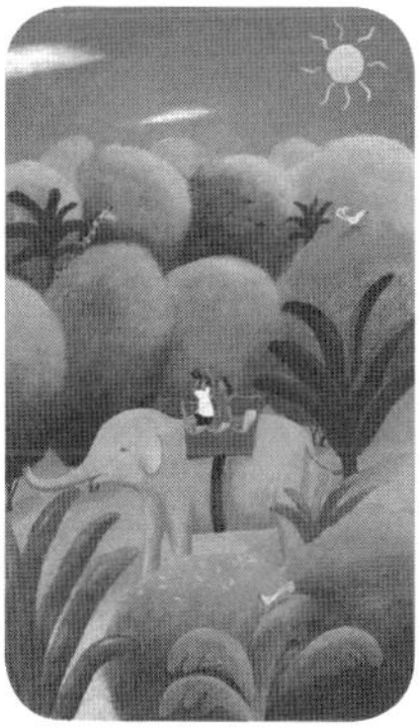

Abenteuer ist die mit dem Erkunden neuer Erfahrungen verbundene Erregung, die uns hilft, unsere Findigkeit und unseren Wagemut zu entwickeln. Je größer unsere Abenteuerlust und unser Mut sind, umso mehr können wir uns dem Reiz neuer Erfahrungen öffnen. Abenteuer verleiht unserem Leben mehr Farbe und Sinn und steht jedem offen, der risikofreudig ist.

Wir suchen das *Abenteuer* nicht, um dem Leben zu entfliehen, sondern damit das Leben uns nicht entflieht. Das *Abenteuer* kennt viele Formen, die von der körperlichen bis zur spirituellen Ebene reichen können. Es gibt das *Abenteuer* der Verliebtheit und der Nähe in Beziehungen ebenso wie das *Abenteuer* der Heilung, das uns in und durch unsere Beziehung zur Ganzheit gelangen lässt. In dem Maße, in dem Liebe und Glück in unserer Beziehung wachsen, wächst auch das spirituelle *Abenteuer* der mystischen Liebe.

Interpretation der Karte

Wenn du diese Karte erhältst, lockt das *Abenteuer* dich zu neuen Erkundungen. Inspiration weist dir den Weg. Vertraue auf Kühnheit und Wagemut. Du kannst ein völlig neues Maß an Selbstvertrauen erlangen, wenn du deine Komfortzone verlässt. Neue Ideen, Gefühle und Erfahrungen werden dir geschenkt, die deine Welt auf eine äußerst erregende und bereichernde Weise erweitern. Fasse dir ein Herz. Sei kühn und erkunde alles, was das Leben zu bieten hat. Die Grenzen deiner Wahrnehmung werden auf eine neue und spannende Weise erweitert. Wenn das Leben öde, alt und fade erscheint, wenn du im Alltag gefangen bist, dann ist *Abenteuer* das einzig wirksame Gegenmittel. Es ist die Gabe, die das Glücksrad des Lebens heute für dich bereithält.

29
Die Liebenden

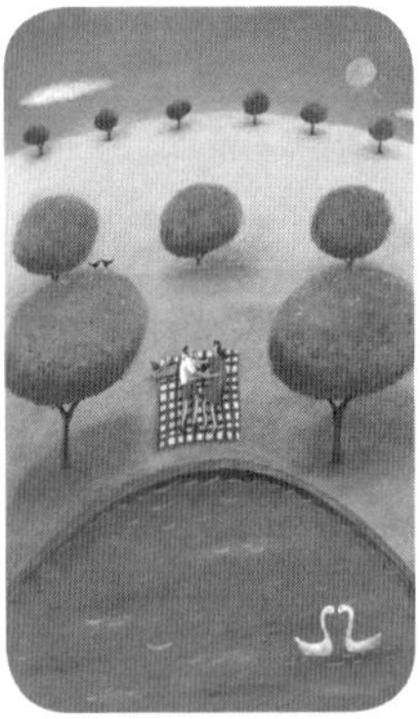

Zwei Menschen haben sich in gegenseitiger Liebe und gegenseitigem Verlangen verbunden. Sie erfüllen ihre Beziehung mit Freude und Zärtlichkeit und erneuern ihr eigenes Herz. Die Zeit für eine Freudenfeier ist gekommen, denn dies ist eine der wunderbaren Erfahrungen des Lebens.

Wenn zwei Menschen sich einander schenken, ist die damit verbundene Süße sowohl Inspiration als auch Erlaubnis für die Menschen in ihrer Umgebung. Die Herzen der Liebenden sind von tiefer Freude erfüllt. Sie haben sich dem jeweils anderen hingegeben und können nun in seinen Armen ruhen und den Himmel auf Erden erfahren.

Interpretation der Karte

Diese Glückskarte schenkt dir die Süße zweier Menschen, die in Verliebtheit und Liebe zueinander finden. Deine Sinne sind geschärft und deine Seele hat sich auf den betörenden Rausch der Liebe eingelassen. Du willst nichts weiter, als die Gegenwart des geliebten Menschen genießen. Du willst dich immer tiefer mit ihm verbinden, bis ihr den Himmel auf Erden erfahrt. Du hast die Tür geöffnet und hältst nichts zurück, lädst den geliebten Menschen bedingungslos in dein Herz ein. Wenn du dich uneingeschränkt mit ihm verbindest, schenkt er dir sein bestes Selbst und erfüllt dich mit noch größerer Liebe und Freude. Heute bist du mit dem gesegnet, wovon manche Menschen nur träumen. Genieße das Leben als Freudenfest. Lasse dein Herz froh sein, denn die Karte der Liebenden zeugt davon, dass alles außer Kraft gesetzt ist, was dir im Weg gestanden haben mag. Nun ist die Zeit gekommen, den Weg für die Liebe freizugeben.

30
Genuss

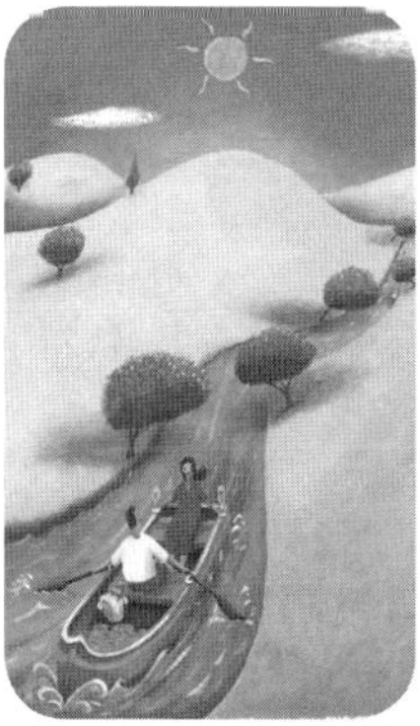

Die Fähigkeit, die vor uns liegende Erfahrung auszukosten, schenkt uns Genuss. Wenn wir unser Urteil zurückhalten und uns an dem beteiligen, was geschieht, erleben wir das volle Vergnügen. Das Maß, in dem wir uns beteiligen, entspricht dem Maß, in dem wir empfangen und genießen.

Umgekehrt ist das Maß unserer Urteile auch das Maß für unseren Schmerz und unser Leid. Liebe, Freundschaft, Sex, ein Gespräch, unsere Arbeit, ein Ausflug, ein Rendezvous, ein Besuch, eine Mahlzeit oder die Begegnung mit Menschen kann mit *Genuss* verbunden sein, der uns erfüllt und erneuert. *Genuss* schenkt Zufriedenheit, erfrischt und begeistert. Menschen werden liebenswerter und Erfahrungen werden köstlicher. *Genuss* bereitet uns Vergnügen und auch in der Erinnerung beschenkt er uns mit einem wohligen Gefühl.

Interpretation der Karte

Das Leben kommt in Fülle zu dir. Gib dein Urteil auf und lasse es ein. Nicht dein Urteil weist dir die richtige Richtung, sondern deine Wahrnehmung. Sie erlaubt dir, dich sicher zu fühlen und das wertzuschätzen, was das Leben dir bringt. Ein einziges Urteil kann dir den ganzen Tag verderben und dich in der Wirklichkeit gefangen halten, die das Urteil erschaffen hat. Vergib, damit du deinen Frieden und deine Zentriertheit zurückgewinnst. Du kannst nichts genießen, von dem du getrennt bist. Sei offen und nimm an, was zu dir kommt. Es wird dir gefallen und dir Spaß, Vergnügen und Freude bringen. Jetzt ist die Zeit, dich zu öffnen und wirklich zu leben. Wenn du alles annimmst, was das Leben und die Erfahrung für dich bereithalten, wird es dich durch die mageren Zeiten tragen. Die Erfahrung verspricht, nach deinem Geschmack zu sein, und bereichert dein Leben durch Würze und Schwung.

31
Stelldichein

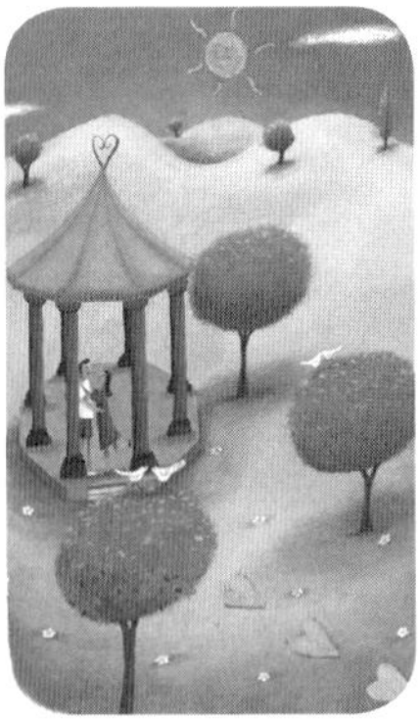

Ein Stelldichein ist ein romantisches Rendezvous, das von sinnlichem Spaß und Entzücken erfüllt ist. Zwei Liebende begegnen einander. Es ist eine Verabredung voller Zauber und erotischem Reiz. Ein Stelldichein ist ein Liebesabenteuer, das den Hauch des Geheimnisvollen in sich birgt. Es kann von blendender Erregung erfüllt sein.

Ein *Stelldichein* kann Teil einer Liebeswerbung oder einer Liebesbeziehung sein. In beiden Fällen birgt es ein hohes Maß an gespannter Erwartung und Erfüllung in sich. Ein *Stelldichein* ist ein Flirt. Es erfreut die Sinne mit großen Gefühlen und überschäumendem Temperament. Es ist ein erregendes Rendezvous, das unsere Vorstellungskraft elektrisiert, noch ehe wir am Ort des Treffens angekommen sind.

Interpretation der Karte

Diese Karte teilt dir mit, dass ein aufregendes Rendezvous auf dich wartet, das Romantik und Vergnügen verspricht. Ein *Stelldichein* ist eine Begegnung, die sowohl sehr vergnüglich als auch höchst spannungsgeladen ist. Es schenkt dir die Möglichkeit, ein neues Maß an Sinnlichkeit zu erfahren, ganz gleich, ob es mit einer neuen Bekanntschaft oder mit einem langjährigen Partner stattfindet. Ein *Stelldichein* lässt Ablenkungen wegfallen und schenkt dir die Auszeit, die du brauchst, um neue Kräfte zu tanken. Ein *Stelldichein* verwandelt eine einfache Verabredung in ein romantisches Abenteuer, bei dem du wunderbar spielerisch ergründen kannst, was es heißt, eine Beziehung zu einem anderen Menschen zu finden. Du bist verliebt und kannst im Zauber der Begegnung und Verbindung mit einem anderen Menschen schwelgen.

32
Erotik

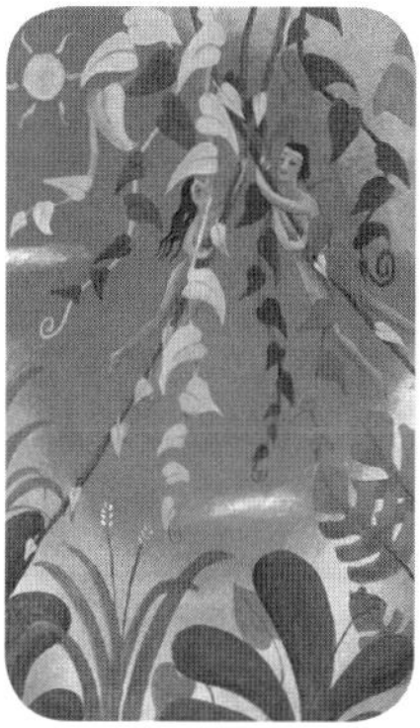

Erotik verzückt und verzaubert. Ihre prickelnde Energie und ihre Magie lassen uns dahinschmelzen. Erotik ist die Erregung, die von der mit Gefühlen der Liebe oder des Begehrens einhergehenden Anziehungskraft eines Menschen herrührt. Erotik ist der Aspekt der Aphrodite oder des Adonis in uns, der unser Energiefeld in Brand setzt.

Erotik kann schwül und sexuell erregend, aber auch elegant und unaufdringlich sein. Sie kann glanzvoll und betucht oder derb und einfach daherkommen. Auf jeden Fall fordert sie unstreitig unsere Aufmerksamkeit. *Erotik* ist charismatisch und verführerisch. Sie erregt unsere Sinne und erhöht unsere Aufmerksamkeit und Empfänglichkeit für das, was uns so beeinflusst, dass unser Puls schneller schlägt.

Interpretation der Karte

Du bist im Begriff, auf der sich aufbauenden Welle der Anziehungskraft und der Erregung zu reiten. Sei bereit, dich an der Schönheit und am charismatischen Feuer eines anderen Menschen zu erfreuen. Es ist an der Zeit, Spaß zu haben und dich zu vergnügen. Erlaube dem Leben, deine Fantasie anzuregen, und lasse dich vom Sexappeal eines anderen Menschen erregen und davontragen. *Erotik* verzückt dich und nimmt dich mit ihren überaus verführerischen Verlockungen gefangen. *Erotik* übt einen unwiderstehlichen Reiz aus. Sie kann so einnehmend sein, dass sie uns vollkommen in Anspruch nimmt, bis wir ihrem verführerischen Zauber erliegen. Sie erfüllt uns mit Energie und belebt uns. Sie richtet uns auf das aus, was begehrenswert ist. Eros zwinkert dir zu und lädt dich zum Spiel ein. Beschließt du, zurückzuzwinkern und ein Lächeln auf euer beider Gesichter zu zaubern?

33
Wahre Liebe

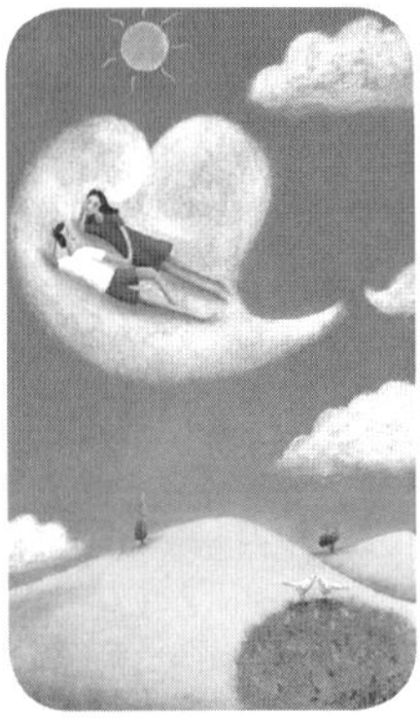

Diese Karte lässt uns wissen, dass wir die Gabe besitzen, die es uns ermöglicht, einen ebenbürtigen Liebespartner zu finden. Sie lässt uns wissen, dass wir einem Menschen begegnet sind, der unser Lebenspartner sein könnte. Unsere Liebe ist groß genug, um Verbundenheit entstehen zu lassen, und der Wunsch, uns immer wieder neu mit unserem Partner zu verbinden, lässt uns jede Herausforderung überwinden.

Wahre Liebe ist eine der wunderbaren Gaben des Lebens und eröffnet uns die größte Chance, den Himmel auf Erden zu erleben. Diese Karte lässt uns wissen, dass wir Erfüllung im Leben genießen und den Menschen in unserer Umgebung zugleich Inspiration dafür sein können, dass *wahre Liebe* auch in ihrem eigenen Leben möglich ist. Sie bedeutet, dass unser Partner und wir selbst nicht nur als Einzelpersonen, sondern auch als Paar eine Aufgabe zu erfüllen haben. Unsere Beziehung kann allein durch ihr Wesen energetisch nähren und neuen Auftrieb schenken.

Interpretation der Karte

Die *wahre Liebe* ist heute deine Gabe und sie weist dir einen der besten Wege zum Glück. Schreite im Leben voran – deine *wahre Liebe* ist entweder hier oder wird sich dir zeigen, wenn du es von ganzem Herzen willst. Wenn du bereit bist, erhebe Anspruch auf deine *wahre Liebe* und warte gespannt. Wenn Angst dich zurückhält, lasse sie los. Dann verwandelt sie sich in Erregung. Dies ist eine der höchsten Karten im gesamten Spiel. Würdige also diesen Aspekt deiner selbst und deines Partners. Wenn du wissen wolltest, ob ein bestimmter Mensch gut für dich ist oder wie groß das Potenzial ist, das einer Beziehung innewohnt, und diese Karte gezogen hast, dann lautet die Antwort ja – definitiv JA. Es könnte durchaus wie im Märchen enden. Du besitzt entweder ein ausreichend hohes Maß an Selbstliebe oder hast hinreichend an deiner Heilung gearbeitet, um zu wissen, dass du wahrhaft liebenswert bist, und nun bist du bereit, dich voll und ganz zu geben. Das hat zur Folge, dass du die Gabe der wahren Liebe genießen kannst.

34
Nähe

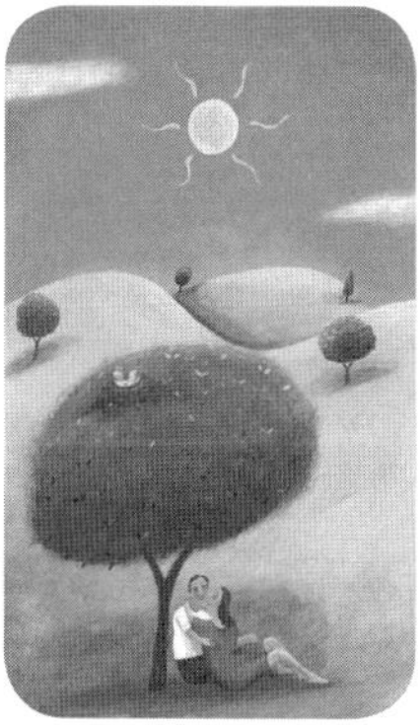

Nähe ist die Vertrautheit, die von Liebe und Verbundenheit herrührt. Angst vor Unzulänglichkeit oder davor, dass ein anderer Mensch uns nicht mag, wenn er uns erst einmal kennengelernt hat, hindert uns daran, Nähe zu erfahren. Nähe verbannt unsere Angst und stellt die Verbundenheit wieder her, sodass wir uns verpflichten oder eine Partnerschaft eingehen können.

Nähe bringt uns die Süße des Lebens zurück. Sie nährt, tröstet und heilt. *Nähe* schärft unsere emotionalen und körperlichen Sinne. Sie erlaubt uns, in höherem Maße zu empfangen und zu genießen. Weil *Nähe* verbindet, stellt sie unseren Wert wieder her und gibt uns eine Bedeutung. Wir sehnen uns alle nach *Nähe*, nehmen aber häufig eine abwehrende Haltung ein, weil wir noch alten Schmerz in uns tragen. Manchmal fühlen wir uns unerklärlicherweise schlecht, wenn wir einem anderen Menschen nahekommen. Das liegt nur daran, dass der Schmerz gehen muss, wenn die *Nähe* kommt. Nun ist die Zeit gekommen, noch größere *Nähe* zuzulassen, damit der Schmerz oder die schlechten Gefühle sich auflösen können.

Interpretation der Karte

Nähe heißt, dass du Angst und Probleme in hinreichendem Maße überwunden hast, um dich der Geborgenheit und der Vertrautheit eines anderen Menschen hinzugeben. Die süße, nährende Energie der *Nähe*, die in Wirklichkeit alles ist, was du jemals wolltest, erlaubt dir, dich an deinem Partner und am Leben zu erfreuen. *Nähe* ist gleichbedeutend mit einer anhaltenden Verbundenheit, die von Liebe und von der Bereitschaft herrührt, dich vollständig mit einem anderen Menschen zu verbinden. Diese Karte lässt dich wissen, dass du die Vertrautheit genießen wirst, nach der wir uns im Grunde alle sehnen. *Nähe* lässt zu, dass ein anderer Mensch dich ebenso kennt, wie du ihn kennst. Sie bringt Verstehen sowohl für ihn als auch für dich selbst. Du kannst ihm in die Augen blicken und dich endlich selbst erkennen. Diese Karte ist ein Zeichen dafür, dass du offen und bereit bist für den Zauber der *Nähe*, die uns und unsere Beziehungen trägt und fördert.

35
Leidenschaftliche Hingabe

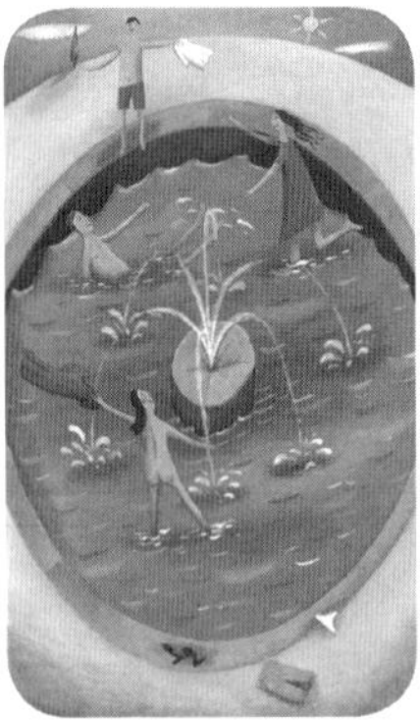

Leidenschaftliche Hingabe bedeutet, dass wir uns einem Menschen oder einer Situation vollständig und auf eine Weise hingeben, die zu einer Gipfelerfahrung führt. Wir lösen die Ketten unseres Geistes und befreien uns von überflüssigen Beschränkungen, die das Leben zu ersticken drohen. Paradoxerweise hat unsere rückhaltlose Hingabe zur Folge, dass wir in Sicherheit sind und uns gleichzeitig gut fühlen.

Leidenschaftliche Hingabe kann uns allerhöchstes Wohlbefinden, Glückseligkeit, Poesie, prophetische Fantasien, erlesene Kunstfertigkeit, unerhörtes Gelächter, unbändiges Glück, mystische Verzückung, tantrischen oder hemmungslosen Sex bescheren. Eine Offenbarung kann geschehen. Das Leben durchströmt uns und bebt in dem Verlangen, zum Ausdruck zu kommen. Kreativität beugt uns einem Willen, von dem wir feststellen, dass es unser eigener Wille ist. Wir werden von Licht durchdrungen, dessen Strahlen freudig nach uns greifen. Wir werden von einem Tanz erhoben und mitgerissen, dessen Musik freudvoll in uns trommelt und uns das Gefühl gibt, lebendig zu sein. Wir stellen fest, dass unsere Grenzen und Begrenzungen sich auflösen, begierig darauf, die großen Wellen des Lebens zu reiten.

Interpretation der Karte

Weil du das Leben einlädst, dich voll und ganz zu erfüllen, gibst du dich voll und ganz hin und erntest das Leben in seiner ganzen Fülle. Beherzt und ohne etwas zurückzuhalten, verlierst du die Grenzen deiner selbstdefinierten Persönlichkeit und findest paradoxerweise dich selbst. Das Leben zeigt dir, dass dein Geist nicht an deinen Körper gebunden ist und dass die Lichtfäden, aus denen du bestehst, zu den Sternen hinausgeschleudert werden können, wo du in den Gefilden der Sternenfreude schwelgen kannst. Wo immer dich die *leidenschaftliche Hingabe* hinführt, erwartet dich Ekstase.

36
Glück

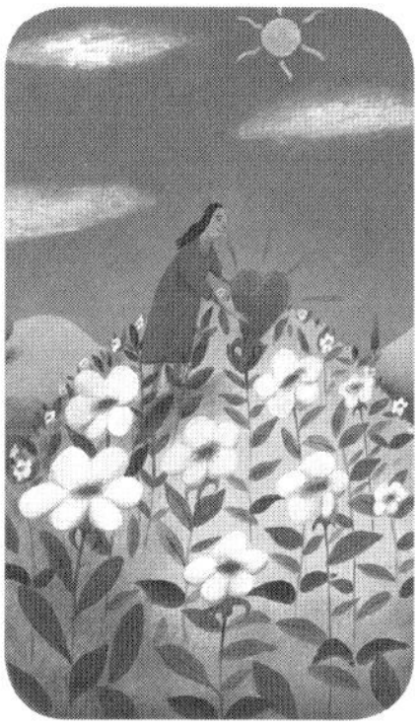

Wenn wir im Fluss des Lebens stehen, bringt unsere charismatische Energie uns das, was wir begehren. Wir sind so sehr im Einklang mit der sich entfaltenden Energie des Lebens, dass uns alles zuteilwird. Glück rührt von unserem Gefühl der Würdigkeit und der Unschuld her, sodass die Angst von uns abfällt und wir wissen, dass wir alle guten Dinge verdienen.

Glück bringt unseren Charme und unsere Unwiderstehlichkeit hervor. Das Leben wird uns in seiner ganzen Fülle zuteil. Die Stärke unserer Anziehungskraft und Liebenswürdigkeit lässt uns so erwartungsvoll auf das Leben schauen, dass wir unwiderstehlich sind und nur selten enttäuscht werden. Unser *Glück* ist unsere manifest gewordene Meisterschaft, während die Würfel der Synchronizität auf die denkbar beste Weise fallen. Was für die meisten Menschen verhängnisvoll wäre, wendet unser *Glück* zum Guten.

Interpretation der Karte

Alles kommt zu dir, weil du mit dem Rhythmus des Lebens gehst und die Wellen meisterhaft reitest. Du hast ein Gespür dafür, was du tun und welchen Weg du einschlagen musst. Dieser Instinkt ist mehr als Selbstbewusstsein und hat eine lebensfrohe Einstellung, die rasch belohnt wird. Du strahlst voller Lebensfreude und bist im Schwung. Deine Energie fließt sanft in einem unbeschwerten Fluss. Deine Freundlichkeit, dein Humor, deine Verspieltheit und dein Erfolg machen dich attraktiv. Deine Intuition, deine Inspiration, dein Einfühlungsvermögen und dein Instinkt machen dich gewandt in allem, was du tust. Wenn du im Fluss des Lebens stehst, tut die Glücksfee das, was du willst. Es ist eine wunderbare Zeit, um deine Glückstage – und erst recht deine Glücksnächte – zu erkennen und genießen!

37
Unwiderstehlichkeit

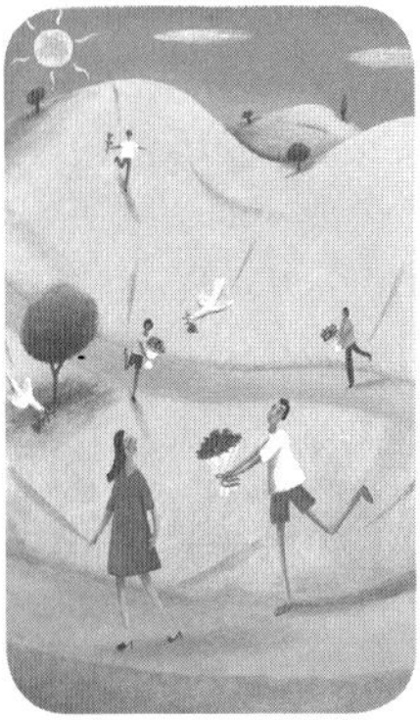

Unwiderstehlichkeit ist die wunderbare Qualität, die unsere besten Merkmale und Gaben zur Schau stellt. Wir besitzen eine natürliche Anziehungskraft, die dafür sorgt, dass die Menschen sich automatisch zu uns hingezogen fühlen. Wir sind so bezaubernd, dass sie sich unweigerlich in uns verlieben und an unserem Charme und unserer Verspieltheit teilhaben wollen. Unwiderstehlichkeit ist eine Führungsgabe.

Eine echte Führungspersönlichkeit ist ein visionärer Mensch, dessen Integrität ihn unwiderstehlich macht. Wenn wir eine Führungspersönlichkeit sind, können wir unsere *Unwiderstehlichkeit* für die Menschen in unserer Umgebung und für das Wohl der Gesellschaft einsetzen. Dann wächst sie im Laufe unseres Lebens ebenso wie unsere Ausstrahlung und unser Selbstvertrauen, Spaß und Genuss. *Unwiderstehlichkeit* bringt die Dinge dort wieder in Fluss, wo wir vielleicht nicht von der Stelle gekommen sind, und in ihrem Gefolge entstehen Leichtigkeit und Eleganz. *Unwiderstehlichkeit* ist so gewinnend, dass sie andere Menschen zu uns lockt. Wenn wir diese Menschen nicht benutzen, um zu schwelgen, sondern sie einfach willkommen heißen und uns an ihnen freuen, bringt unser Selbstangriff uns später nicht dazu, dass wir unsere Gabe der *Unwiderstehlichkeit* fortwerfen wollen.

Interpretation der Karte

Diese Karte lässt dich wissen, dass deine Schönheit, dein Mitgefühl, deine Güte, deine Kühnheit, deine Kraft, deine Großzügigkeit, deine Unschuld, dein Humor, deine Keckheit, deine Unbefangenheit, deine Verspieltheit und deine sexuelle Ausstrahlung die Dinge sind, die dich ungemein anziehend machen. Weil deine Aufmerksamkeit nicht auf dir selbst, sondern vielmehr darauf ruht, kreativ zu spielen, haben alle anderen ebenso viel Spaß wie du. Du erfüllst den Äther mit einer so guten Energie, dass das Leben und seine Fülle sich zu dir hingezogen fühlen. Du hast ein so einnehmendes Wesen, dass du diese wunderbare Zeit unbedingt genießen solltest, denn das Leben kommt zu dir. Deine Aktien sind im Wert gestiegen und jeder bemerkt deine Liebenswürdigkeit. Es ist an der Zeit, Spaß zu haben!

Die Gnadekarten

Die Gnadekarten stehen für übergeordnete Gaben, die uns befreien und heilen und die bewirken, dass wir uns geliebt fühlen und glücklich sind.

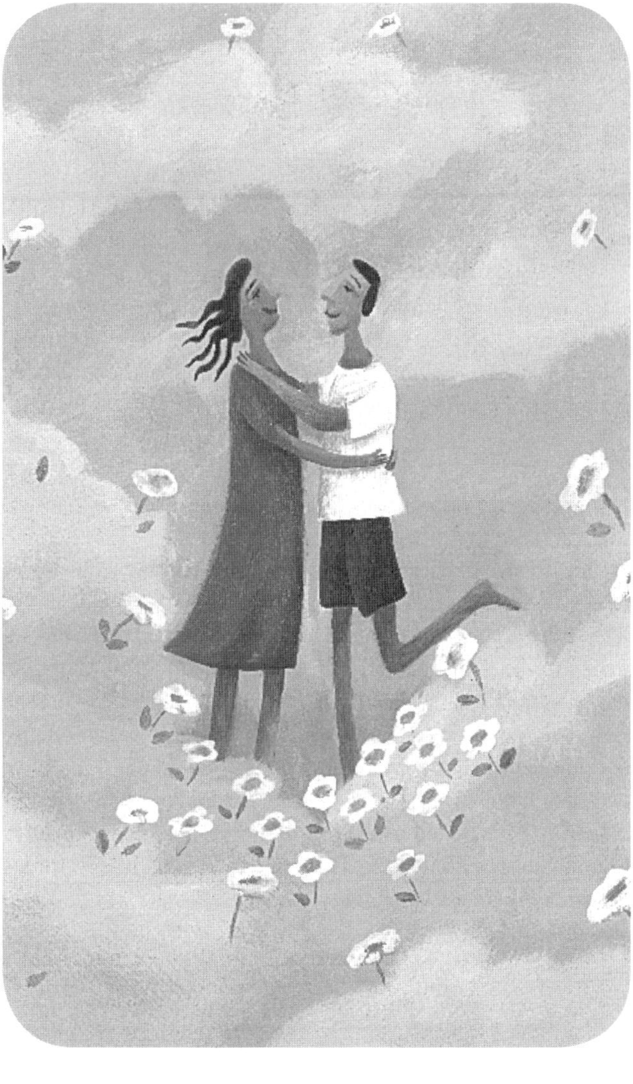

38
Schönheit

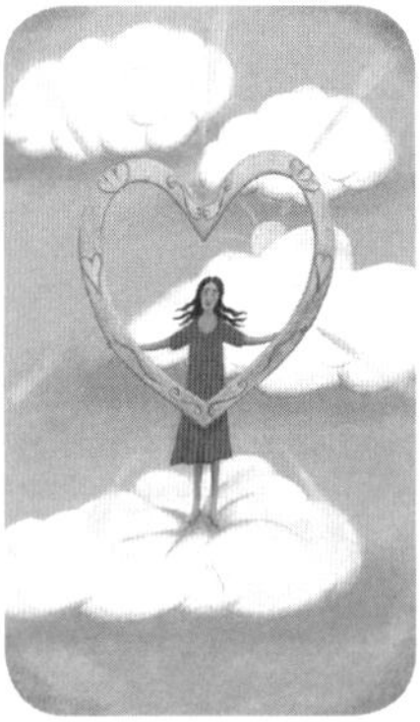

Schönheit berührt uns, öffnet uns und macht uns achtsam für das, was uns das Leben schenkt. Schönheit kann sich in einer Handlung, in einem Menschen oder in einem Aspekt zeigen und sie vereint Gnade mit der Lieblichkeit, die uns bereit macht. Sie erhebt uns und erinnert uns an eine höhere Ordnung der Wirklichkeit, der wir uns annähern können.

Schönheit kann nicht eingefangen werden, weil sie dann verlorengeht. Sie kann nur wertgeschätzt und genossen werden. *Schönheit* öffnet unser Herz und führt uns ins Reich der Inspiration. Unser Herz steht im Dienst der *Schönheit*: Wenn wir unser Herz schenken, wird die *Schönheit* sichtbar und offenbart all das, was an einem Menschen oder an einer Situation kostbar ist. Und wenn wir spüren, dass unser eigenes Herz höher schlägt, dann öffnen wir uns der *Schönheit*, die uns umgibt.

Interpretation der Karte

Die Gnade der *Schönheit* umgibt dich. Sie kann von dir selbst ausstrahlen oder von einer Erfahrung, die dich umfängt. Sie kann der Segen eines alten Freundes sein oder eines Menschen, dem du heute zum ersten Mal begegnest. Sie bringt dir Freude. Die erlesene Gabe, die du heute gibst oder empfängst, bewirkt, dass dein Herz segnet oder gesegnet wird. Erlaube der *Schönheit*, die dich umfasst, wenn du dein Herz gibst, durch dich auf andere Menschen zu strahlen. Urteile heute nicht, damit du dich der Sphäre der *Schönheit* öffnen kannst, wie sie sich dir öffnet. Lasse zu, dass das Geheimnis, das lockt, wenn betörende *Schönheit* dich sanft berührt, deinen Geist und dein Herz für das öffnet, was angeboten wird. Du kannst dich dem Festmahl, das dir das Leben bereitet hat, nicht länger verweigern.

39

Freude

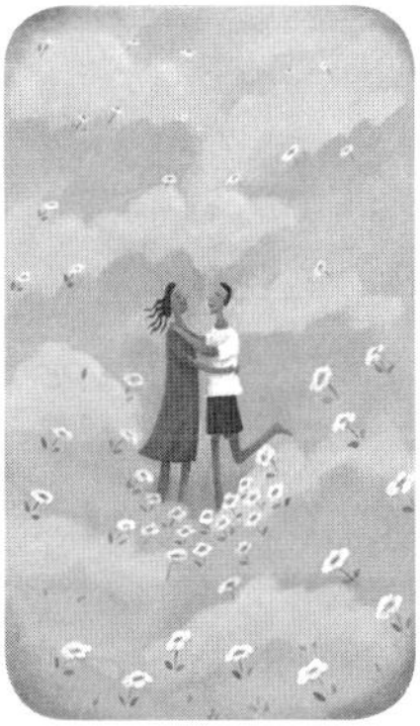

Freude ist unsere Bestimmung. Unsere Fähigkeit, Freude zu empfinden, wächst in dem Maße, in dem unser Bewusstsein sich erweitert. Freude und Glücklichsein sind atemberaubend schöne Schwestern, die dir eine wahre Fülle an Bedeutung verleihen.

Freude heilt und erneuert uns. Wir werden zu ihrem Instrument und spielen eine wunderbare Melodie, die für die ganze Welt bestimmt ist. *Freude* trägt ein Leuchten in sich und strahlt hell für alle Menschen in unserer Umgebung. Die *Freude* anderer Menschen zaubert uns ein Lächeln ins Gesicht, während unsere eigene *Freude* uns und andere Menschen froh macht. *Freude* erhebt uns und durch die Gnade, die sie mitbringt, heilt und segnet sie sowohl uns als auch die Welt.

Interpretation der Karte

Freude ist die wunderbare Belohnung und Erfüllung, nach der du gesucht hast. Sie ist durch die Liebe in dein Leben getreten und sie erhöht dein Bewusstsein, damit du die Schönheit erkennen und genießen kannst, die dich umgibt und die du im Alltagsbewusstsein normalerweise nicht wahrnimmst. *Freude* gehört zu den wunderbaren Erfahrungen des Lebens. Lasse zu, dass sie dich erfüllt, dich durchströmt und dich von neuem erfüllt. Je mehr *Freude* du teilst, umso mehr eint sie die Menschen in deiner Umgebung auf ansteckende Weise. Sie erlaubt allen, denen du begegnest, ebenfalls im Zustand der *Freude* zu sein. *Freude* ist eine wunderbare Gabe an dich selbst und eine wunderbare Gabe, um sie dem Leben zurückzugeben. Wie alle diese Gaben wächst auch die *Freude* umso mehr, je mehr du sie mit anderen Menschen teilst. Die *Freude* belebt dich mit ihrer Fröhlichkeit. Sie ist die üppige Belohnung auf dem Weg der Liebe. Sie ist das Entzücken, das aus der Verbindung entsteht, und der Reichtum, der von Geben und Empfangen herrührt.

40
Gnade

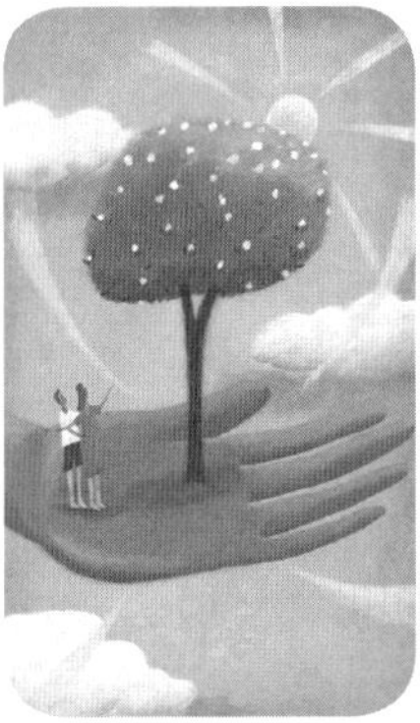

Gnade ist eine Gabe, die uns die Liebe des Gebenden ins Gedächtnis ruft. Sie ist ein Zeichen dafür, dass der Himmel uns zur Seite steht, während wir den Weg nach Hause finden. Sie ist die Energie, die uns Lösungen, Führung, Inspiration, Unterstützung und Liebe zuteilwerden lässt. Sie vollbringt alles, was notwendig ist, indem sie durch uns wirkt.

Gnade bringt Leichtigkeit und Mühelosigkeit mit sich. Sie nimmt Situationen die Schwierigkeit, indem sie uns das Selbstvertrauen gibt, das Herausforderungen schrumpfen lässt. Leider lehnen wir die *Gnade* oft ab, weil wir alles aus eigener Kraft schaffen wollen. *Gnade* erinnert uns daran, dass wir Freunde an höherer Stelle haben und dass unsere Probleme gelöst werden können. *Gnade* lässt uns wissen, dass wir nicht allein sind, sondern dass über uns gewacht wird, wie wir über ein Kind wachen würden, das uns lieb und teuer ist. Wenn wir offen für sie sind, ist die *Gnade* immer da, um uns zu sagen, dass kein Problem zu groß oder zu klein ist, um von ihr gelöst zu werden. *Gnade* segnet unser Leben, erfüllt uns mit dem, was wir am meisten brauchen und löst die Hindernisse auf, die uns zurückhalten wollen.

Interpretation der Karte

Diese Karte lässt dich wissen, dass für dich gesorgt ist und dass du alles erhältst, was du brauchst. *Gnade* ist das Gegenmittel für alle Probleme oder Situationen, die dir Sorge bereiten. Sie bringt Entzücken und Süße und erinnert dich daran, dass du liebenswert bist und alle guten Dinge verdienst. *Gnade* ist die Gabe des Himmels, die auf jede nur denkbare Weise helfen soll. Lasse sie die Arbeit tun, während du in den Händen des Himmels entspannst. Die *Gnade* weiß, was du brauchst. Sie befreit dich und bringt dich nach Hause zu dir selbst und zur Liebe des Himmels zurück. Die *Gnade* ist alles, was du in Wirklichkeit jemals wolltest. Sie anzuerkennen und dich ihr zu öffnen heißt, die Liebe zu erkennen, die nur auf deine Einladung wartet, um dein Leben leichter zu machen. Lasse nun zu, dass die *Gnade* dich mit Liebe und Inspiration erfüllt.

41
Glücklichsein

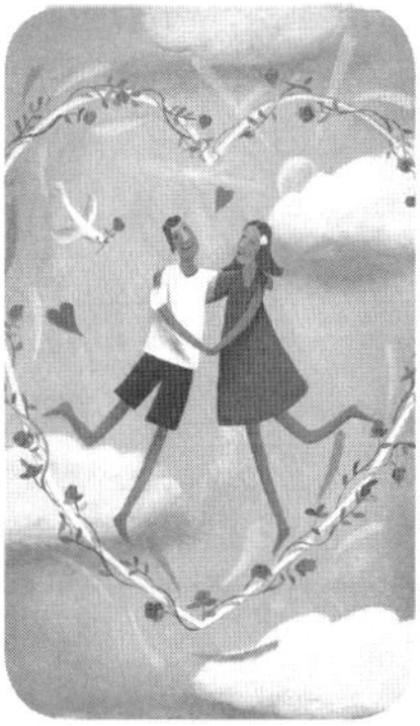

Glücklichsein ist die überschwängliche Ausdrucksform der Freude, die von Liebe und Kreativität herrührt. Wir sind immer dann glücklich, wenn wir geben oder empfangen. Wir sind immer dann glücklich, wenn wir uns uneingeschränkt mit einem anderen Menschen oder einer Sache verbinden. Glücklichsein ist sowohl unser Vermächtnis als auch unser Geburtsrecht.

Wir tragen das *Glücklichsein* als unseren Wesenskern in uns, haben es aber mit Problemen und Schmerz zugedeckt. Heute sind eine Klarheit und eine Wahrheit gegenwärtig, die diese freudvolle Erfahrung zulassen. Vielleicht gibt es etwas in unserem Leben, das es zu feiern gilt, oder wir sind grundlos glücklich. Unser *Glücklichsein* kann uns nicht genommen werden, wenn es von innen kommt. Nimm diese Quelle der Zufriedenheit an. Es ist an der Zeit, unser Leben auf das auszurichten, was uns glücklich macht. Wir wollen in unserem Hochgefühl und in Entzücken schwelgen. Wir wollen glückselig sein und den heilenden Nektar des Lebens in seiner ganzen Fülle zu uns nehmen. Buddha hat einmal gesagt, dass *Glücklichsein* nicht nur das Ziel, sondern auch der Weg zu diesem Ziel ist. Wir können trotz unserer Umstände *glücklich sein*, weil es unserem kreativen Geben und unserer Liebe entspringt. Es öffnet unser Herz und unseren Geist, damit wir diesen Schatz empfangen können.

Interpretation der Karte

Du hast den großen Preis des Glücklichseins gewonnen. Du hast den goldenen Ring gefangen. Der scheue Schmetterling des Glücks hat sich auf deiner Schulter niedergelassen. Schwelge in deinem Entzücken und lasse zu, dass dein Herz und dein Geist sich emporschwingen, denn das *Glücklichsein* ist eine Kostprobe des Himmels auf Erden. Sei froh und teile die Energie mit allen Menschen in deiner Umgebung. Dies ist eine der größten Gaben, die du dir selbst, dem Leben und anderen Menschen geben kannst. Frohlocke und genieße dieses Gefühl, das der Liebe entspringt.

42
Liebe

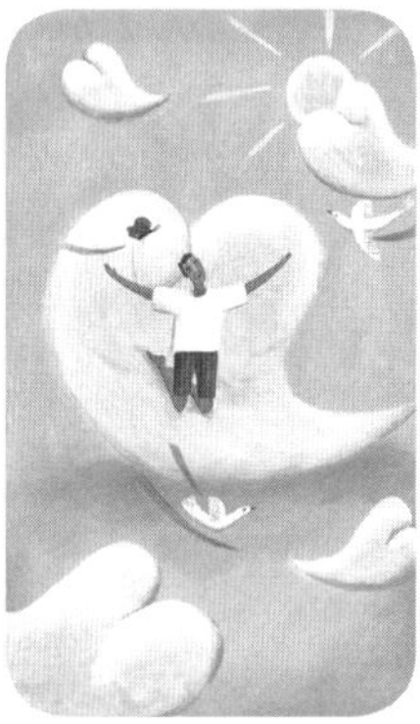

Liebe erfüllt das Leben mit Freude und Bedeutung. Die Liebe, die wir geben und empfangen, bringt uns überreiches Glück. Liebe heißt geben, teilhaben lassen, die Hand reichen, uns öffnen, uns einem anderen Menschen hingeben. Wenn wir Liebe geben, öffnen wir uns dafür, Liebe zu empfangen, selbst wenn unser Herz bislang verschlossen war.

Liebe ist bedingungslos. Sie ist weder persönlich noch besonders, sondern öffnet sich allen Menschen in gleicher Weise. Sie beschreibt letztlich, wer wir sind und wie wir erschaffen. Wenn wir ein ausreichendes Maß an Heilung erlangt haben, um zu erkennen, dass die *Liebe* unser Wesenskern ist, leben wir ein Abenteuer stetig aufsteigender Erfahrungen der Freude. *Liebe* ist die Grundlage aller guten Gefühle und öffnet uns, damit wir einen wahren Liebespartner finden können. Die *Liebe* ist die höchste Heilerin und die höchste Quelle von allem, was uns glücklich macht. Wir können dem Paradies auf Erden nicht näher kommen als durch ein Leben, das von *Liebe* erfüllt ist.

Interpretation der Karte

Diese Karte deutet auf eine Erfahrung hin, in der du dein Herz öffnest und *Liebe* gibst oder empfängst. Sie lässt dich wissen, dass du die *Liebe* eines anderen Menschen, deine *Liebe* zu dir selbst oder die *Liebe* des Himmels erfahren wirst. Diese *Liebe* überwindet Hindernisse, indem sie die Trennung, die Angst und die Urteile, durch die sie entstanden sind, auflöst und sie durch Mühelosigkeit und Gnade ersetzt. Die *Liebe* rückt alles in die richtige Perspektive und öffnet dich, damit du Verbindung, Einheit und schließlich das Einssein mit allem und jedem erfahren kannst. Lerne zu lieben und du erkennst, dass alle Menschen – auch du selbst – wahrhaft liebenswert und aller guten Dinge würdig sind. Weil die *Liebe* deine höchste Wirklichkeit ist, wirst du feststellen, dass sie gegenwärtig ist, sobald du die Hindernisse aus dem Weg räumst.

Die Problemkarten

Die Problemkarten stehen für Aspekte, die Beziehungen und Verliebtheit im Weg stehen. Wenn wir entdecken, was uns wirklich daran hindert, Liebe zu erfahren, können wir die Situation transformieren.

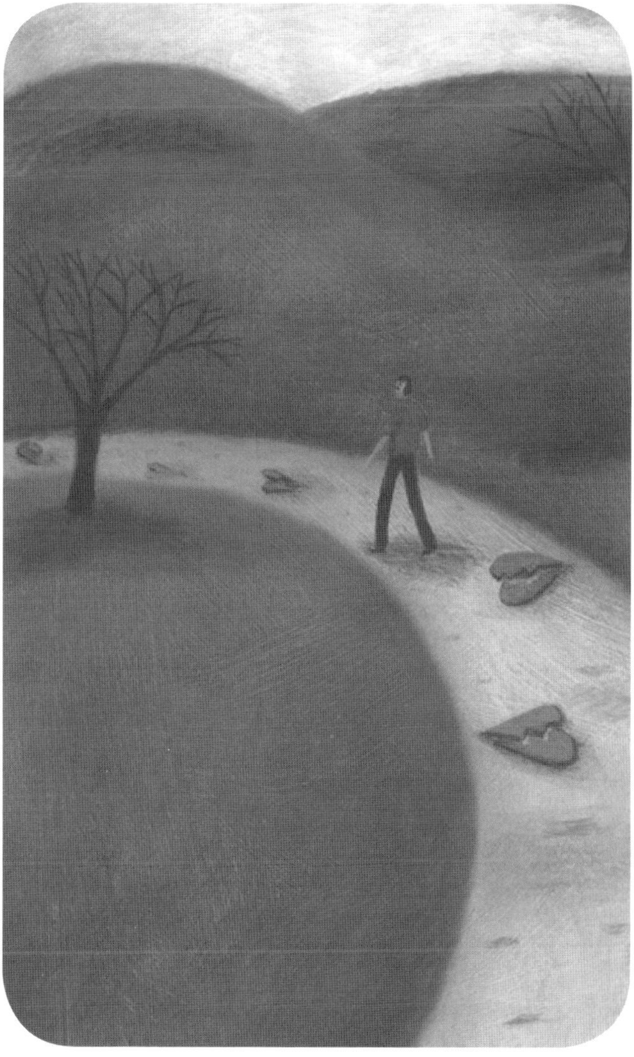

43
Herzensbruch

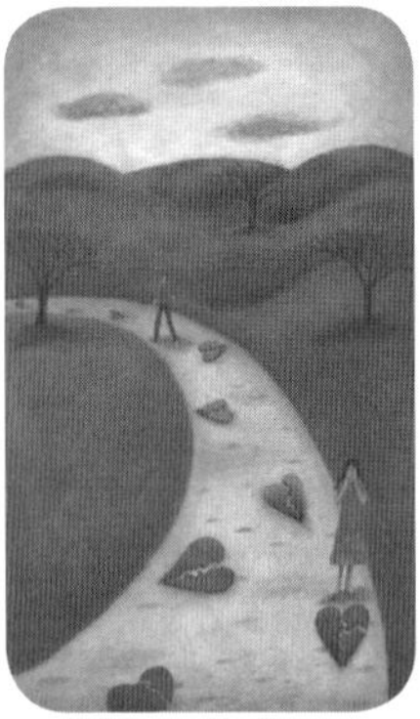

Ein Herzensbruch rührt daher, dass wir das Verhalten eines Menschen oder eine Situation zurückweisen, die wir nicht akzeptieren wollen. Da wir die Tatsache verbergen, dass wir derjenige sind, der zurückweist, fühlt es sich so an, als ob wir zurückgewiesen würden. Ein Herzensbruch kann zur Folge haben, dass wir uns vom Leben, uns selbst, anderen Menschen, Sex, Gefühlen und Beziehungen zurückziehen.

Eine Verletzung, die nicht vollständig geheilt wird, kann zu Opfermustern oder zu Mustern dissoziierter Unabhängigkeit führen, die uns von unserem Schmerz, aber auch von unserer Freude abschneiden. Ein *Herzensbruch* geht oft auf ein unerlöstes Muster des Herzensbruchs aus der Kindheit zurück. Die Gefühle, die damit verbunden sind, führen meist zu einem Machtkampf, in dem unser Glück von anderen Menschen abhängig ist und wir unseren Schmerz als eine Form von emotionaler Erpressung einsetzen, um sie zu kontrollieren. In dem Maße, in dem wir unsere alten Herzensbrüche nicht geheilt haben, ist unser Leben auch von Rachemustern geprägt. Ein *Herzensbruch* rührt daher, dass wir nehmen wollen, wenn wir abhängig sind. Wenn wir diesen Schmerz nicht heilen, kann er uns für den Rest unseres Lebens zurückwerfen.

Interpretation der Karte

Diese Karte macht dich auf ein falsches Muster aufmerksam, das du in dir trägst. Du kannst es mühelos klären, wenn du bereit bist, diesen *Herzensbruch* und das ganze Muster des Herzensbruchs loszulassen. Gefahr erkannt, Gefahr gebannt. Dein *Herzensbruch* ist eine Strategie, die nicht funktionieren wird. Stattdessen könntest du dein höheres Bewusstsein um die Wahrheit bitten und dich dem nächsten Schritt in der Beziehung verpflichten. Du kannst dir viel Schmerz und Zeit ersparen, wenn du dich anstelle des Machtkampfs, der zum *Herzensbruch* führt, für Verpflichtung und Wahrheit entscheidest.

44
Zynismus

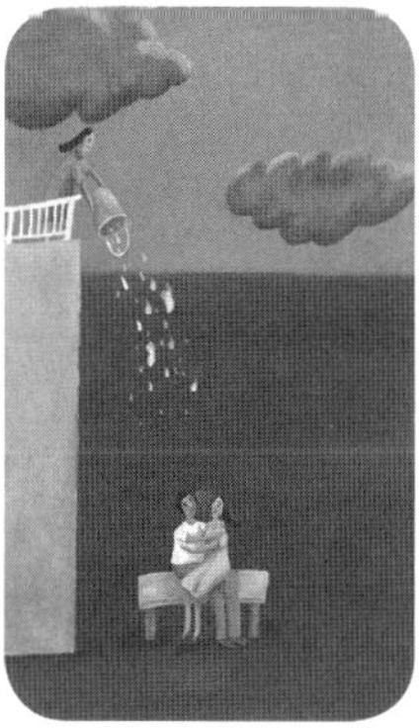

Zynismus ist ein Abwehrmechanismus, der die Bitterkeit überdecken soll, die mit Desillusionierung, einem Herzensbruch oder dem Gefühl, benutzt worden zu sein, einhergeht. Er kann Aufrichtigkeit und Offenherzigkeit nicht vertrauen und zielt darauf ab, uns cool und nicht ängstlich aussehen zu lassen. Zynismus ist ein Ort unerlöster Erfahrungen, an dem wir nach einer Ausrede suchen, um uns dem Schmerz nicht stellen, den Fehler nicht korrigieren oder die Lektion nicht lernen zu müssen.

Wenn wir verletzt werden, kann es passieren, dass wir den Glauben verlieren und die Kraft unseres Geistes in Negativität und *Zynismus* investieren, statt sie auf unsere Heilung und darauf auszurichten, unser verlorenes Selbstvertrauen zurückzuerlangen. Die Unabhängigkeit, die wir zur Schau tragen, verbirgt unsere Bedürftigkeit, die der Grund dafür war, dass wir verletzt und unsere Absichten durchkreuzt wurden. *Zynismus* ist eine fehlgeleitete Strategie, die uns in ein Gefängnis aus Misstrauen und Isolation einsperrt.

Interpretation der Karte

Diese Karte zeigt einen Ort, an dem du nach bedingungsloser Kontrolle strebst und verlangst, dass deine abwehrende Sicht der Wirklichkeit als richtig erkannt wird. Sie zeugt von alten Wunden, die zugedeckt wurden, die du aber heilen musst, um deine Ganzherzigkeit und Offenheit zurückzugewinnen, weil du nur dann für die Liebe zugänglich bist. *Zynismus* fügt anderen Menschen ungewollt genau das zu, was zu deinem eigenen Misserfolg geführt hat. Wenn du zynisch bist, machst du das verächtlich, was dir einmal heilig war. Du verhöhnst genau das, was dich retten könnte, wenn du nicht so ungläubig wärest. Dein Zweifel ist in Wirklichkeit nur Selbstzweifel. Was du verspottest, könnte dein Herz in Liebe aufbrechen lassen, wenn deine Angst und deine abwehrende Haltung nicht so groß wären. *Zynismus* erscheint nur den Menschen geistreich, die unaufrichtig und seelenlos sind. Jeder fällt schon einmal vom Pferd, aber dann gilt es eine neue Entscheidung zu treffen und wieder in den Sattel zu steigen.

45
Angst vor Unzulänglichkeit

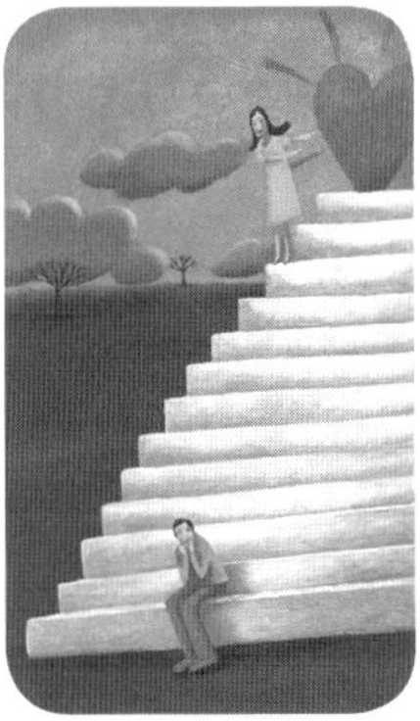

Die Angst vor Unzulänglichkeit ist so groß, dass sie uns daran hindern kann, uns im Leben oder in Beziehungen weiterzuentwickeln. Wir glauben, dass wir nicht gut genug und somit nicht imstande sind, mit dem umzugehen, was im nächsten Schritt kommt. Angst vor Unzulänglichkeit ist oftmals die Erklärung, wenn eine Beziehung aus scheinbar unerklärlichen Gründen scheitert.

Wir haben Angst davor, dass unser Partner uns nicht mehr liebt, wenn wir eine Beziehung vertiefen und er uns besser kennenlernt. Diese Angst führt dazu, dass Menschen eine Beziehung abbrechen, lange bevor Probleme entstanden sind. Wir glauben irrigerweise, dass wir für einen anderen Menschen nicht gut genug wären, wenn er uns wirklich kennen würde. Das bringt uns dazu, vor allem dann davonzulaufen, wenn wir einen Partner lieben oder äußerst attraktiv finden. Je mehr wir die Verbundenheit mit einem anderen Menschen wiederherstellen, deren Verlust die Ursache unserer Angst ist, umso mehr kann unsere *Angst vor Unzulänglichkeit* aufgelöst werden.

Interpretation der Karte

Deine Angst, nicht gut genug zu sein, hindert dich daran, dich einem Partner zu öffnen. Sie kann dich daran hindern, den nächsten Schritt zu gehen, oder sogar bewirken, dass du lieber weglaufen willst, als Zurückweisung zu riskieren. Angst heißt, dass du dich selbst, deinen Partner und die Situation falsch wahrnimmst. Handle nicht vorschnell und benutze eine Kleinigkeit nicht dazu, eine Trennung herbeizuführen, weil es in Wirklichkeit nur um deine *Angst vor Unzulänglichkeit* geht. Wenn du diese Karte erhältst, verpflichte dich, dieses fehlgeleitete Gefühl zu heilen. Bitte vor allem dein höheres Bewusstsein um Hilfe. Es ist an der Zeit, dass du deine Angst auflöst, statt deine Beziehung – oder die Möglichkeit einer Beziehung – zu sabotieren. Wenn dein Partner diese Karte erhält, ist es wichtig, ihm mitzuteilen, was du für ihn empfindest. Gerade jetzt ist Bestätigung sehr hilfreich und kommt zur rechten Zeit.

46
Unabhängigkeit

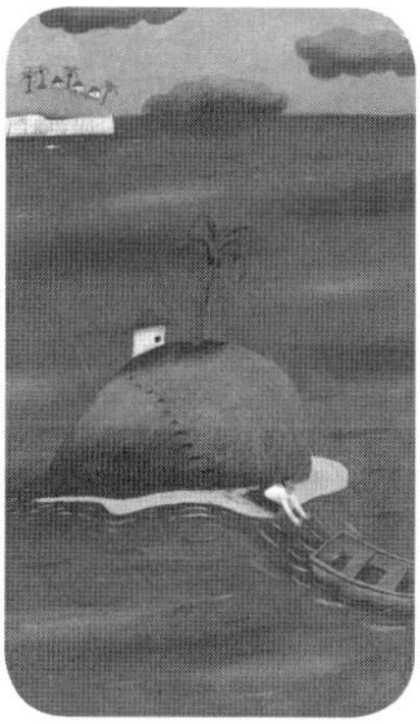

Es gibt eine Form von Unabhängigkeit, die natürlich, findig und eigenständig ist. Die Unabhängigkeit, von der hier die Rede ist, bedeutet jedoch, dass wir von uns selbst, von unseren Gefühlen und von unserer Fähigkeit abgeschnitten sind, uns in einer Partnerschaft wirklich zu verbinden. Unabhängigkeit ist eine der drei zentralen Rollen, die wir annehmen, um Schmerz oder Verlust durch Dissoziation abzuwenden.

Unsere *Unabhängigkeit* bringt meist die Abhängigkeit unseres Partners und der Menschen in unserer Umgebung ans Licht. Weil wir uns vor unseren eigenen Bedürfnissen und Gefühlen fürchten, wollen wir diesen abhängigen Menschen so rasch wie möglich entkommen. *Unabhängigkeit* ist ein Entwicklungsstadium, das wir alle durchlaufen, und je mehr wir als Kind verletzt wurden oder unsere Verbundenheit verloren haben, umso eher bleiben wir meist darin stecken. Wir erkennen nicht, dass ein viel unbeschwerteres Stadium uns zur Partnerschaft und zur wechselseitigen Abhängigkeit führt. Da *Unabhängigkeit* das Empfangen erschwert, arbeiten wir sehr hart, versuchen das Richtige zu tun und werden trotzdem nicht belohnt. Dissoziation ist der Versuch, unseren eigenen Willen durchzusetzen, während wir Gefühle, Bedürfnisse und alten Schmerz vergraben und auf emotionale Sicherheit hoffen.

Interpretation der Karte

Wenn du diese Karte erhältst, hast du es mit Dissoziation zu tun. Weil du den Kontakt zu dir selbst und zu deinem alten Schmerz verloren hast, erzeugt dein Handeln unbeabsichtigt genau den Schmerz, den du selbst einmal erlitten hast. *Unabhängigkeit* erlaubt dir nicht, glücklich zu sein, weil du weder empfangen noch deine Gefühle lange genießen kannst. Wenn du dich dem nächsten Schritt verpflichtest, findest du Lösungen für gegenwärtige Probleme, kommst wieder stärker in Kontakt mit dir selbst und den Menschen in deiner Umgebung und kannst wieder mehr empfangen.

47
Verlust

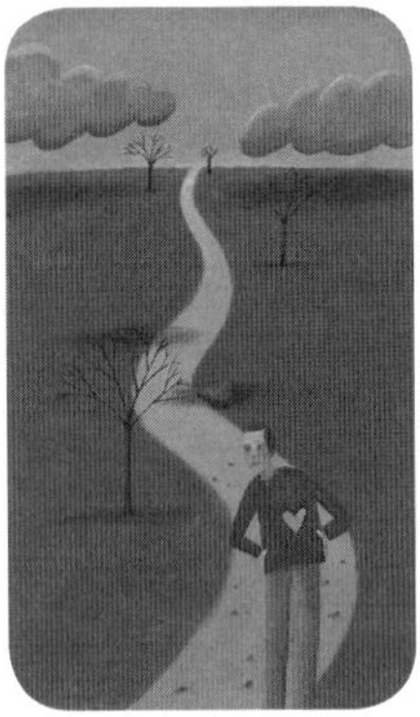

Bei einem Verlust wird uns etwas genommen, das uns wichtig war. Traurigkeit, Trauer und Angst, vor allem Angst vor Verlust, die Teil jeder Angst ist, sind die Folge. Ein Verlust erzeugt Missverständnisse, Illusionen und Fehltritte. Er steht immer für den Verlust der Verbundenheit, sodass die Leichtigkeit verloren geht und das, was mühelos sein könnte, mit Arbeit verbunden ist.

Wenn wir an etwas festhalten, das wir verloren haben, weil wir nicht darum trauern oder es nicht loslassen, wenden wir uns vom Leben ab und können uns verschließen oder depressiv werden. In Wahrheit gibt es nur zwei Richtungen: auf das Leben oder auf den Tod zu. Wenn wir unseren *Verlust* nicht loslassen, gehen wir auf den Tod zu und der Bereich, in dem der *Verlust* stattgefunden hat, entwickelt sich nicht weiter, solange wir ihn nicht befreien. Ungeachtet unseres Schmerzes ist Loslassen der einzige Weg, der uns voranbringt. Wenn wir jede Verhaftung aufgeben, kann unsere Beziehung auf einer höheren Ebene zu uns zurückkehren oder jemand, der wesentlich besser zu uns passt, kann in unser Leben treten.

Interpretation der Karte

Diese Karte steht für einen *Verlust*, der bereits eingetreten ist oder demnächst eintreten wird. Du musst deine Verhaftung an das, was verloren gegangen ist, loslassen. Das rückt die Dinge wieder in die richtige Perspektive, vollendet die Trauer (zumindest auf dieser Ebene), lässt eine Geburt auf einer neuen Ebene zu und löst die Angst und die Schuld auf, die mit jedem *Verlust* einhergehen. Es bringt dich voran und lässt dich in den Fluss des Lebens zurückgelangen. Lasse jedes negative Drehbuch los, an dem du schreibst, und entscheide dich dafür, stattdessen Liebesgeschichten oder Erfolgsgeschichten zu schreiben. Heute ist ein wichtiger Tag, um deinen Schmerz und deine Verhaftung loszulassen und den Schritt hin zu dem zu gehen, was dich nun noch besser als vor dem *Verlust* tragen wird.

48
Bösewicht

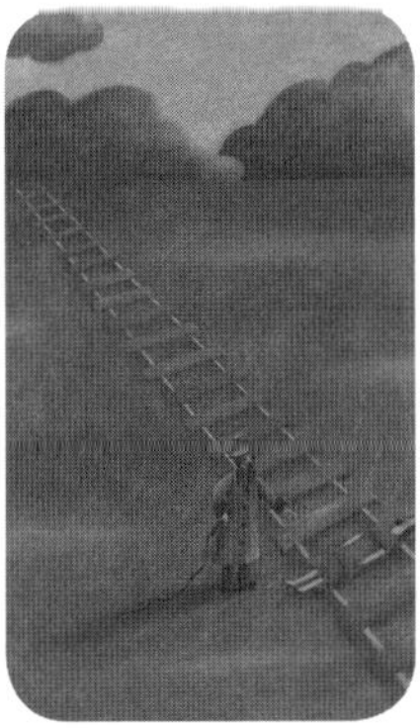

Diese Karte weist auf einen Menschen hin, der so sehr in sein Eigeninteresse investiert hat, dass er zum Räuber geworden ist. Weil der Bösewicht bereit ist, alles zu tun, um zu bekommen, was er will, missachtet er meist die Bedürfnisse und Gefühle der Menschen, die ihm im Weg stehen.

Aufgrund alter Verletzungen sieht der *Bösewicht* seine eigenen Bedürfnisse in jeder Situation als vorrangig an und hat oft keine Skrupel, andere Menschen zu tyrannisieren, um seinen Willen durchzusetzen. Ein *Bösewicht* handelt nicht in unserem besten Interesse und es ist wichtig, uns dessen bewusst zu sein, damit wir nicht blauäugig sind und zum Opfer gemacht werden. Der *Bösewicht* ist eine Schattenfigur, die wir selbst oder andere Menschen ausagieren. Wenn wir diese Karte ziehen, sollten wir unbedingt unsere Gedanken, unsere Gefühle und unser Handeln daraufhin prüfen, ob wir auf eine Weise gewinnen wollen, die andere Menschen zum Opfer macht. Alle Dinge, die wir auf Kosten anderer Menschen nehmen, können wir nicht wirklich genießen und werden für dieses Verhalten später mit unseren eigenen herzzerreißenden Situationen bezahlen. Auch wenn es unmöglich scheinen mag, gibt es immer einen Weg, auf dem alle gewinnen können. Wenn du dir das vor allem anderen wünschst, wirst du einen besseren Weg finden.

Interpretation der Karte

Erkenne, dass du nur für dich selbst handelst und andere Menschen ausnutzt. Das gilt ebenso für das Handeln der Menschen in deiner Umgebung. Manchmal wird durch die Position der Karte in der Befragung klar, wer der *Bösewicht* ist. Berichtige jedes Verhalten, durch das du andere Menschen möglicherweise zum Opfer machst, und wenn jemand dich zum Opfer machen will, unternimm alles, was notwendig ist, um es zu verhindern. Wenn du einem Menschen gestattest, dich zum Opfer zu machen, verletzt du nur dich selbst und vergrößerst seine Schuld. Wir lassen uns zum Opfer machen, um unsere eigene falsch verstandene Schuld zu tilgen. Diese Strategie geht niemals auf. Wir müssen sie loslassen und den nächsten Schritt gehen.

49
Einsamkeit

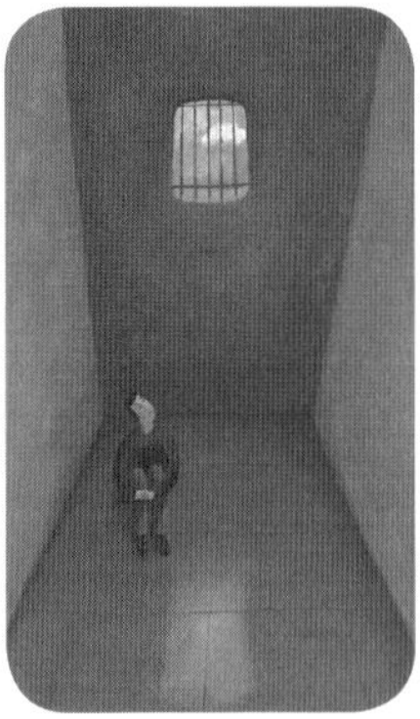

Einsamkeit gehört zu den Grundproblemen des Lebens. Jedes Problem hat im tiefsten Kern auch mit Einsamkeit zu tun. Einsamkeit rührt von Trennung und vom Verlust der Verbundenheit her. Sie kann allgegenwärtig sein, ganz gleich, ob wir allein sind oder uns inmitten einer Menschenmenge befinden. Einsamkeit ist eine melancholische Sehnsucht, die unseren Wunsch nach dem Alleinsein verbirgt.

Einsamkeit ist eine dunkle und glamouröse Form der Besonderheit, die gegen einen früheren Herzensbruch und das Gefühl, falsch verstanden worden zu sein, protestiert. Wir bleiben in der Isolation, weil wir Angst davor haben, uns wieder auf andere Menschen und auf das Leben einzulassen.

Interpretation der Karte

Diese Karte weist dich darauf hin, dass du dich infolge emotionaler Rückschläge möglicherweise für den dunklen und geheimnisvollen Nimbus der *Einsamkeit* entschieden hast. *Einsamkeit* kann an der Bedeutung deines Lebens nagen und deine Lebensaufgabe verbergen. Sie zeugt vom Verlust deiner Ganzherzigkeit, die den Weg zur Erfüllung weist. Sie umgibt dich mit einem Burggraben, dessen Ursache die Nichterfüllung deines Verlangens nach Liebe und Einbeziehung ist. Es ist an der Zeit zu erkennen, dass jeder Zweck, dem deine *Einsamkeit* dient, ein Fehler ist. Du kannst eine andere Entscheidung treffen, die deine Sehnsucht nach Liebe nutzt, um eine Brücke über deinen Burggraben zu bauen. Du kannst Drehbücher schreiben, in denen es um Liebe, Freundschaft und Nähe anstelle von *Einsamkeit*, Herzensbruch und Verlust geht. Du kannst deine Gefühle von Leere, Abgeschnittenheit und Verlust ganz einfach dadurch in eine vollkommen neue Welt der Verbindung und der Verbundenheit verwandeln, dass du dich ihr verpflichtest.

50
Falle

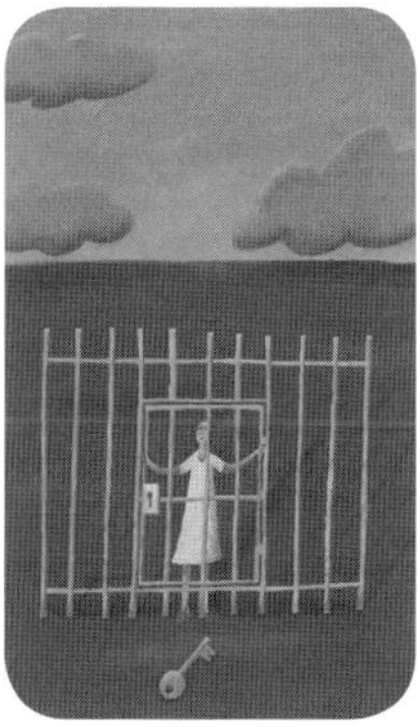

Alles, was uns zurückhält, ist eine Falle. Alle Dinge, mit denen wir uns zwanghaft beschäftigen, sind eine Falle, denn eine Falle schottet ab, statt zu verbinden. Das schließt auch die zwanghafte Beschäftigung mit guten Dingen ein (zum Beispiel mit einem Menschen, zu dem wir uns hingezogen fühlen), denn Besessenheit verwandelt unsere Anziehungskraft in Fantasievorstellungen und Bedürfnisse, die eine abstoßende Energie erzeugen.

Wir können fast alles benutzen, um uns zurückzuhalten. Beziehungen können lehrreich und heilsam sein, uns in eine spirituelle Richtung führen, uns glücklich machen, uns die wichtigsten Lektionen zeigen, die wir lernen müssen, und uns helfen, den Himmel auf Erden zu erschaffen. Deshalb stellt eine Beziehung für das Ego eine Gefahr dar und es versucht sie in eine *Falle* zu verwandeln, indem es dafür sorgt, dass wir Besonderheit mit Liebe, Bekommen mit Empfangen, Nehmen mit Geben als Weg zum Glück und nicht zuletzt Aufopferung mit Liebe verwechseln. Damit will es Beziehungen – das beste Instrument für persönliches Wachstum und Liebe – in eine *Falle* verwandeln, die uns zurückhalten soll. Wir können uns aber nur in dem Maße in eine *Falle* locken lassen, in dem wir in die *Falle* gelockt werden wollen, in dem wir für unsere Sicherheit sorgen und uns dem nächsten Schritt oder unserer Lebensaufgabe nicht stellen wollen. Obwohl der nächste Schritt immer besser ist, will unser Ego uns Angst einjagen, indem es uns weismacht, dass wir verlieren, wenn wir noch weiter gehen. Der nächste Schritt stellt eine mühelose Möglichkeit dar, selbst die komplizierteste *Falle* zu heilen.

Interpretation der Karte

Diese Karte teilt dir mit, dass dich heute etwas zurückhält. Wenn du feststellst, dass du in einer *Falle* steckst, und herausfindest, worin sie besteht, hast du den Kampf, dich aus ihr zu befreien und sie loszulassen, schon halb gewonnen. Die Bereitschaft und die Verpflichtung zum nächsten Schritt – allein die Erkenntnis, dass es einen besseren Weg geben muss – werden dir helfen.

51
Verrat

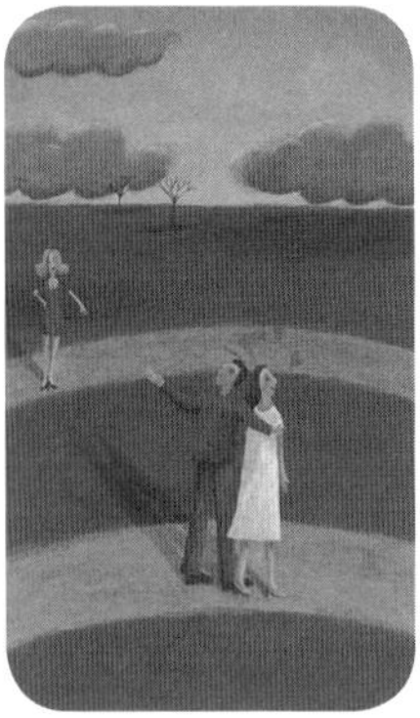

Verrat ist eine Falle, die tief im menschlichen Geist verankert ist. Sie rührt daher, dass wir einen anderen Menschen hintergehen, weil wir scheinbar einen Nutzen davon haben. Wir stellen ein Bedürfnis oder einen Wunsch über das Wohl eines anderen Menschen. Vielleicht verraten wir ihn auch, weil unser von Unsicherheit geprägtes Konkurrenzdenken uns glauben lässt, dass er verlieren muss, damit wir gewinnen.

Verrat hat seinen Ursprung in Glaubenssätzen, die auf Mangel, Konkurrenz und dem Bedürfnis unseres Egos nach Selbstverherrlichung beruhen. Wir verraten andere Menschen, um etwas zu bekommen, aber wir zahlen dafür mit unserer eigenen Integrität. Was wir einem anderen Menschen antun, das tun wir früher oder später auch uns selbst an. Wenn wir uns von anderen Menschen verraten fühlen, haben wir den *Verrat* herbeigeführt, um eine alte Schuld zu begleichen. Das erzeugt Probleme, weil wir falsche, tief verborgene Glaubenssätze darüber entwickeln, dass wir unsere Eltern und Gott verraten haben. *Verrat* soll immer bewirken, dass wir gewinnen oder verlieren. Dieser Plan des Egos funktioniert aber nicht. Wenn wir gewinnen, fühlen wir uns schuldig und sorgen dafür, dass wir später selbst verraten werden. Wenn wir verlieren, um einen alten *Verrat* zu tilgen, setzt sich das Muster lediglich fort. Das verstärkt unsere Schuld und hält uns in einem Hamsterrad des Verrats gefangen. Es gibt jedoch einen Ausweg, wenn wir bereit sind, ihn zu finden.

Interpretation der Karte

Diese Karte lässt dich wissen, dass es an der Zeit ist, das Thema des Verrats zu heilen. Unabhängig davon, ob du verrätst oder selbst verraten wirst, agierst du den *Verrat* lediglich aus oder projizierst ihn auf einen anderen Menschen, um die falsch verstandene Schuld zu tilgen, die tief in dir vergraben liegt. Das kann dir nicht gelingen, sondern führt nur dazu, dass du dich noch mehr vom Leben zurückziehst. Um dich von diesem Muster zu befreien, mache dir jeden *Verrat* in der Gegenwart bewusst und beende ihn. Vergib allen, die an der gegenwärtigen Situation beteiligt sind. Vergib dir selbst, deinen Eltern, Gott und allen, die an vergangenem *Verrat* beteiligt waren.

52
Zwiespältigkeit

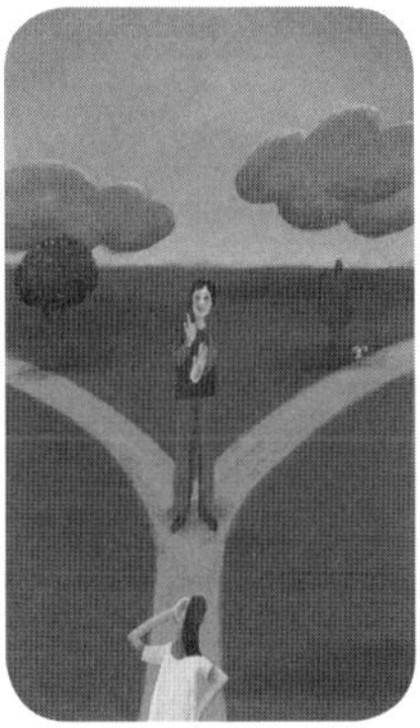

Diese Karte steht für Gefühle der Zerrissenheit. Wir wollen, dass uns ein anderer Mensch näherkommt, haben dann aber Angst vor so viel Nähe und stoßen ihn fort. Wir gehen einen Schritt nach vorne und dann wieder einen Schritt zurück. Wir schwingen wie ein Pendel hin und her zwischen Mut und Angst, zwischen Verlangen und Schüchternheit.

Wir stoßen einen anderen Menschen von uns fort und ziehen ihn dann wieder zu uns hin. Unsere *Zwiespältigkeit* rührt von alten emotionalen Brüchen her, die unser Bewusstsein spalten und uns unabhängig machen. Wir müssen uns dafür entscheiden, dieses gespaltene Bewusstsein zu integrieren, damit beide Seiten sich auf einer neuen Ebene verbinden können, die ihre jeweiligen Vorteile in sich vereint. *Zwiespältigkeit* bedeutet, dass wir Angst haben, etwas zu verlieren. Jede Seite unseres gespaltenen Bewusstseins glaubt, das zu verlieren, was ihr kostbar ist, wenn die andere Seite einen Schritt vorangeht. So weiß eine Seite vielleicht den Wert einer Beziehung zu schätzen, während die andere Seite ihre Freiheit vorzieht. Ohne Integration nehmen wir die entgegengesetzte Position zu unserem Partner ein oder wir bleiben stecken und die Angst, die mit einem gespaltenen Bewusstsein einhergeht, hindert uns daran, den nächsten Schritt zu gehen. Denke daran, dass das zwiespältige Verhalten eines anderen Menschen uns gegenüber lediglich ein Spiegel unserer eigenen verborgenen *Zwiespältigkeit* ist.

Interpretation der Karte

Zwiespältigkeit weist darauf hin, dass dein Bewusstsein gespalten ist. Sie kann sich entweder in dir selbst oder in einem Menschen zeigen, an dem du Interesse hast. Sie kann sich dadurch zeigen, dass du anders handelst, als du fühlst, oder die Anziehungskraft widerstreitender Wünsche spürst. Alle diese Dinge kannst du heilen, indem du dich einfach dafür entscheidest, den Konflikt zu integrieren. Es ist möglich, dass dieser Akt der Heilung den Bruch auf einer anderen Ebene erneut zutage fördert. Wiederhole den Prozess in diesem Fall einfach. Wenn du deine widersprüchlichen Wünsche miteinander in Einklang bringst, kannst du die Vorteile beider Seiten genießen.

53
Kontrolle

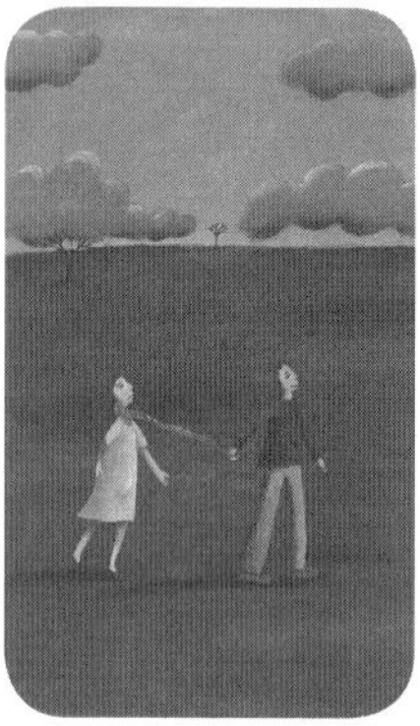

Kontrolle ist ein Aspekt der Angst, der zeigt, dass wir kein Selbstvertrauen haben. Wir wollen mit ihrer Hilfe für unsere Sicherheit und meist auch für die Sicherheit anderer Menschen sorgen – aber auf unsere Weise. Weil wir verletzt wurden, stellen wir Regeln für uns und andere Menschen auf, die verhindern sollen, dass wir oder sie erneut verletzt werden.

Wenn wir fordern, dass etwas nach unserem Willen laufen soll, geraten wir in einen Machtkampf mit den Menschen in unserer Umgebung, die ihren eigenen Willen durchsetzen wollen. Die Machtkämpfe, die durch *Kontrolle* entbrennen, erzeugen irgendwann genau den Schmerz, den die *Kontrolle* verhindern sollte. Wenn es uns gelingt, unseren Partner zu kontrollieren, ist er zwar in Sicherheit, aber auch langweilig, sodass wir uns selbst betrügen. Manchmal benutzen wir bestimmte Probleme oder schmerzhafte Erfahrungen sogar, um uns selbst zu kontrollieren, weil wir kein Vertrauen in uns selbst haben. *Kontrolle* beraubt uns außerdem der Fähigkeit, zu empfangen und zu genießen. Sie hält uns in einer dissoziierten Unabhängigkeit fest, die uns das Gefühl vermittelt, in einer Wüste gelandet zu sein.

Interpretation der Karte

Die Karte der *Kontrolle* fordert dich dazu auf, dein Verhalten und den inneren Konflikt zu erforschen, der dich dazu bringt, dich selbst und andere Menschen zu kontrollieren. *Kontrolle* verlangt, dass etwas nach deinem Willen laufen soll. Habe heute den Mut, sie zu transformieren und ein neues Maß an Vergnügen und Verbundenheit zu schaffen, sodass du nicht nur empfangen, sondern auch Freude an deinem Partner haben kannst. Wenn du die Selbstkontrolle loslässt, lässt du gleichzeitig auch die *Kontrolle* über die Menschen in deiner Umgebung los. Das trägt zu einer besseren Kommunikation bei, baut der Partnerschaft eine Brücke und lässt zudem ein höheres Maß an innerer Führung für den nächsten Schritt auf deinem Weg zu.

54
Rache

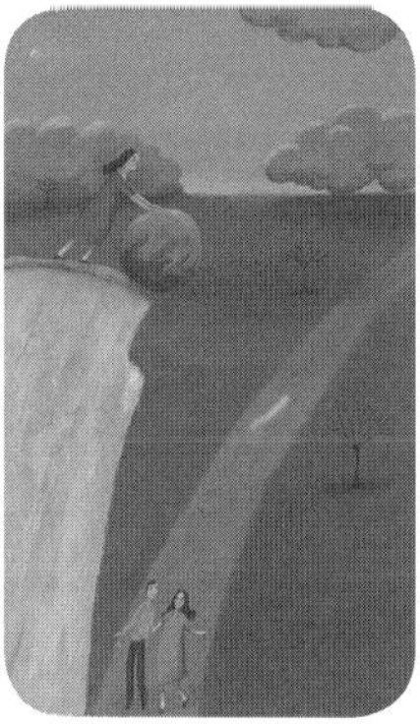

Rache ist ein klassischer Abwehrmechanismus. Weil wir einem alten Schmerz entkommen wollen, führen wir unterbewusst eine Situation herbei, die andere Menschen verletzt, um uns an ihnen zu rächen. Immer wenn wir scheitern, eine Beziehung verlieren, einen Rückschlag, eine Krankheit oder ein Trauma erleiden, ist Rache ein zentrales Thema.

Wie alle Abwehrmechanismen kann auch *Rache* uns nicht vor Schmerz retten. Auf einer bestimmten Ebene ist das Scheitern einer Beziehung ein Selbstangriff, um uns an unserem Partner, unseren früheren Partnern und unseren Eltern zu rächen. Diese Muster haben ihren Ursprung sehr oft darin, dass unsere Eltern uns etwas, das wir brauchten, nicht gegeben haben. Sie hätten es uns gegeben, wenn sie es gehabt hätten, um es geben zu können, und wenn sie es von ihren eigenen Eltern bekommen hätten. Das hatte zur Folge, dass wir ihren Schmerz und ihren Mangel an Liebe geerbt haben. Muster der *Rache* können über viele Generationen weitergegeben werden, bis jemand sie schließlich heilt. *Rache* ist ein äußerst zerstörerisches Muster, das uns niemals glücklich machen kann. Es kann Beziehungen in Feindschaft, Leblosigkeit oder Verrat festhalten und lässt manchmal auch gar keine Beziehung zu.

Interpretation der Karte

Diese Karte fordert dich auf, zu deinem Wohl und zum Wohl der Menschen in deiner Umgebung eine neue Entscheidung zu treffen. Lasse die *Rache* los und lerne eine vollkommen neue Form von Liebe und Partnerschaft kennen, denn wenn du es nicht tust, werden deine Einsamkeit und dein Versagen zunehmen. Deine Bereitschaft, dich zu ändern, erlaubt deinem Bewusstsein, dir neue Ideen und Lösungen aufzuzeigen, die dich befreien und dir Liebe und Erfolg bringen können. *Rache* rührt von Herzensbrüchen her und verursacht lediglich weitere Herzensbrüche, die selbst eine Form von *Rache* sind. An ihrer Stelle könntest du Zärtlichkeit, Nähe und Partnerschaft erfahren. Was willst du wirklich: dich an einem anderen Menschen rächen, selbst wenn es auf deine Kosten geschieht, oder wahre Liebe und wahres Glück genießen?

55
Falsche Entscheidungen

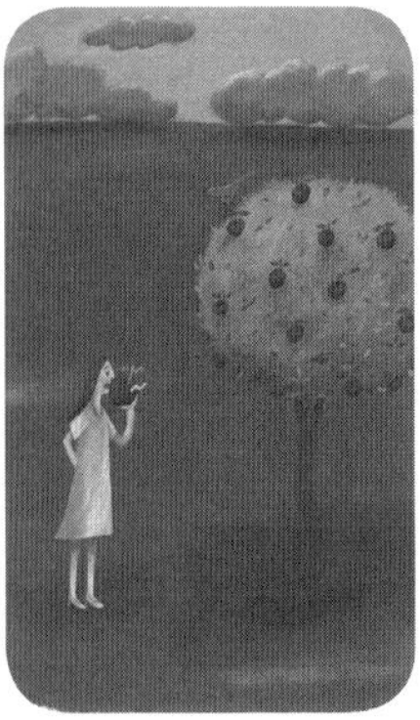

Falsche Entscheidungen führen uns fort von Liebe, Einheit, Fülle und Erfolg. Wir treffen falsche Entscheidungen, weil wir an etwas festhalten wollen, aus Angst, Unabhängigkeit oder Schuld, aus dem Bedürfnis heraus, in etwas zu schwelgen, aus Rache, Aufopferung, Besonderheit oder Rebellion. Falsche Entscheidungen dienen den Interessen unseres Egos, zu denen Vergnügen oder sein Bedürfnis nach Fortbestand gehören.

Das Ego ist das Prinzip der Trennung, des Urteils, der Konkurrenz und der Angst. Unter keinen Umständen will es Liebe, Freude oder Selbstvertrauen finden, die das Gegenteil des Egos sind. Unsere falschen Entscheidungen bewirken, dass wir uns vom Leben abwenden. Wir können unser ganzes Leben damit zubringen, den Preis der falschen Entscheidungen zu zahlen, die wir getroffen haben, oder sie wiedergutzumachen. Auf einer bestimmten Ebene ist unser ganzer Schmerz ein Gradmesser unserer falschen Entscheidungen. Er lässt uns wissen, dass wir einen Fehler gemacht haben und dass wir etwas falsch sehen, weil es in jeder Situation mindestens eine Sicht gibt, die wahren Frieden bringt. Wenn wir diese neue Sicht finden, kehrt unser Selbstvertrauen zurück und wir können auf eine völlig neue Ebene des Erfolges gelangen, die von falschen Entscheidungen weit entfernt ist.

Interpretation der Karte

Du hast gerade eine falsche Entscheidung getroffen oder bist im Begriff, es zu tun. Es ist wichtig, dass du die Wahrheit findest, dich entschuldigst, wenn es angebracht ist, dein Ziel auf das ausrichtest, was dich wirklich glücklich macht, und neue Entscheidungen triffst. Wenn ein Freund oder ein Liebespartner diese Karte erhält, steht sie für *falsche Entscheidungen*, die er in der Gegenwart oder Vergangenheit getroffen hat und die wiederum heimlich von dir getroffene und immer noch wirksame *falsche Entscheidungen* widerspiegeln. Entscheide dich dafür, sie zu finden und loszulassen. Nur die Wahrheit kann dich weiterbringen und dich frei und glücklich machen. Entscheide dich für die Wahrheit. Sie weist denen, die den Wunsch nach ihr verspüren, stets den Weg. Die Antworten auf alles, was du brauchst, liegen in dir selbst.

56
Alte Wunden

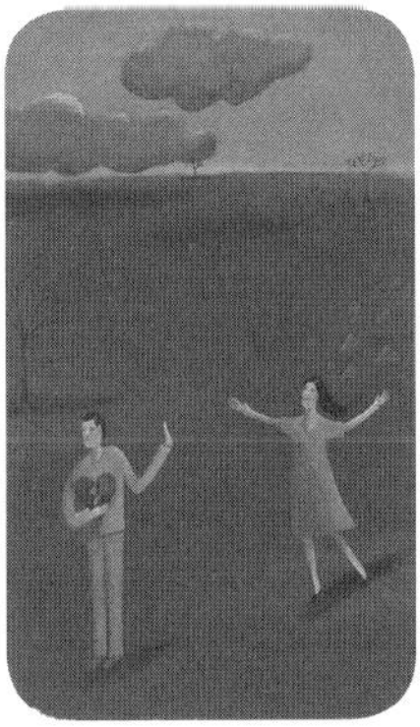

Diese Karte steht für die Erkenntnis, dass es sich bei allem Schmerz und Groll in Wirklichkeit um alten Schmerz handelt. Wir fördern unverarbeiteten Schmerz in der Gegenwart so lange immer wieder zutage, bis wir ihn geheilt und umfassend verstanden haben. Erst dadurch wird das schmerzhafte Muster, das wir in uns tragen, geheilt.

Wenn andere Menschen auf uns oder auf eine Situation überreagieren, können wir ihnen helfen, indem wir ihnen Liebe und Unterstützung zuteilwerden lassen. Das kann dazu beitragen, *alte Wunden* in ihrer gegenwärtigen Erscheinungsform zu heilen, und es schenkt ihnen die Liebe, an der es gefehlt hat, als der Schmerz entstanden ist. Unsere Liebes- und Arbeitsbeziehungen, ja, alle Beziehungen, stellen eine Möglichkeit dar, *alte Wunden* – als gegenwärtiger Schmerz oder ein gegenwärtiges Problem getarnt – zu heilen.

Interpretation der Karte

Diese Karte weist dich darauf hin, dass du bald eine schmerzhafte Erfahrung machen wirst oder bereits gemacht hast. Wenn du dem, was sich bei dir oder anderen Menschen zeigt, mit einer heilenden Einstellung begegnest, kannst du weitergehen, ohne dich für ein vermeintliches Unglück selbst anzugreifen. Du kannst diese Möglichkeiten zur Heilung nutzen, die dir mehr Erfolg, Liebe und Selbstvertrauen bringen. Wenn du vor dem Schmerz keine Angst hast, kannst du ihn mit der Hilfe des Himmels transformieren. Du kannst erkennen, dass die Menschen in deiner Umgebung deine Hilfe brauchen. Du kannst klug reagieren weil dir bewusst ist, dass nicht nur gegenwärtige, sondern auch *alte Wunden* jetzt geheilt werden können. Das Wissen, dass aller Schmerz von alten Wunden herrührt, die in der Gegenwart erneut zutage treten, lässt dich in Beziehungen erfolgreich statt reaktiv sein. Es lässt dich erkennen, dass Schmerz immer eine Chance ist, alte Muster aufzulösen, und verleiht dir den Ansporn, das Problem zu heilen, statt es zu verstärken.

57
Fehler

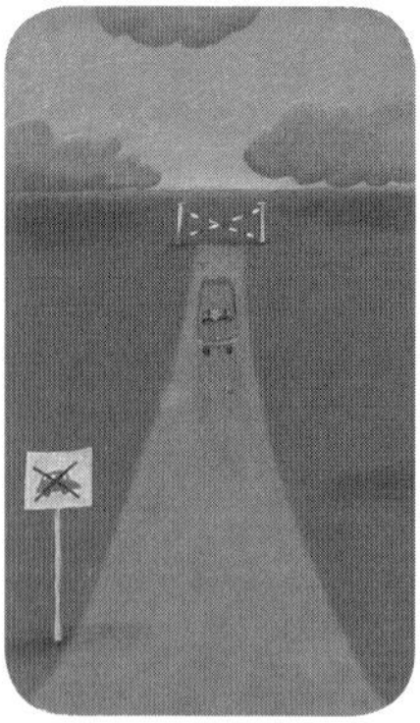

Ein Fehler ist das Zeichen dafür, dass wir eine falsche Entscheidung getroffen oder etwas falsch gemacht haben oder im Begriff stehen, es zu tun. Ein Fehler kann berichtigt werden und wir können uns besonders glücklich schätzen, wenn wir ihn erkennen, bevor er geschieht. Wenn wir diese Karte ziehen, sollten wir unsere Gedanken, Gefühle und Handlungen prüfen und überlegen, was nicht der Wahrheit entspricht.

Wenn wir darauf beharren, etwas zu tun, das nicht wahr ist und nicht zum Erfolg führen kann, hat das natürliche Konsequenzen. Wenn wir erkennen, dass wir (oder andere) einen *Fehler* gemacht haben, kann er mühelos berichtigt werden. Wenn wir aber glauben, wir (oder andere) seien im Unrecht oder ein schlechter Mensch, dann deuten wir an, dass jemand schuldig ist und Bestrafung verdient. Das macht es viel schwieriger, die Dinge zu klären, denn „im Unrecht sein" statt „sich irren" ruft unsere Schuld wach, die den *Fehler* vergrößert und verstärkt. Wir können die Menschen in unserer Umgebung um Hilfe bitten, den *Fehler* zu berichtigen. Wir können uns auch in die Stille zurückziehen, um innere Weisung zu erhalten. Allein das Eingeständnis eines Fehlers regt unseren schöpferischen Geist dazu an, ihn zu berichtigen.

Interpretation der Karte

Wenn diese Karte gezogen wird, schaue dich um und sei dir bewusst, wer den *Fehler* gemacht hat. Wenn du die Karte gezogen hast, ist es dein *Fehler*, auch wenn es dir so vorkommt, als habe jemand anderer den *Fehler* gemacht. Er hat möglicherweise einen einfachen, offenkundigen Irrtum begangen, während du vielleicht einen weniger sichtbaren *Fehler* mit tieferen Auswirkungen gemacht hast. Lasse dir die Chance, etwas zu berichtigen, nicht entgehen. Jeder *Fehler*, egal wie groß oder klein, kann mithilfe der stets gegenwärtigen Gnade mühelos berichtigt werden, wenn du bereit bist, das zu tun, was dafür erforderlich ist. Diese Karte lässt dich wissen, dass du dich in die falsche Richtung bewegst oder bewegt hast. Es ist an der Zeit, deinen Kurs zu korrigieren, bevor schlimmerer Schaden entsteht.

58
Schmerz

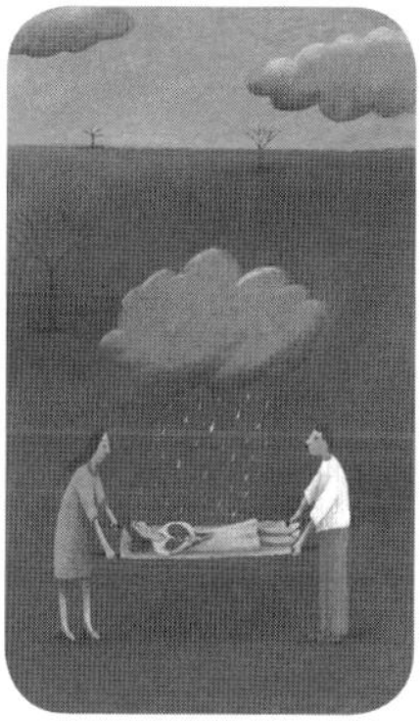

Körperlicher oder emotionaler Schmerz ist ein Zeichen dafür, dass etwas falsch läuft. Wenn wir Schmerz als Hinweis darauf nutzen, welche Fehler wir machen, können wir Erkenntnisse erlangen, die verhindern, dass wir denselben Schmerz noch einmal durchleben müssen. Abwehrmechanismen und Regeln, die wir für uns und andere Menschen aufstellen, bewahren uns nicht vor Schmerz, sondern erzeugen nur noch mehr Schmerz.

Emotionaler *Schmerz* zeugt von einem Bruch in unserem Bewusstsein. Wenn wir das Problem lösen und den *Schmerz* heilen, entsteht neue Verbundenheit, die den Bruch heilt, sodass der *Schmerz* vergeht. Frieden stellt sich ein, wenn wir lernen, etwas richtig zu betrachten. Vergebung, Akzeptanz, Verstehen, Geben, Loslassen, Vertrauen, Kommunikation, Verbindung, Integration, Verpflichtung und Wahrheit bewirken Transformation und lösen den *Schmerz* auf. *Schmerz* entsteht durch Urteile und wird durch Widerstand verstärkt. Die Bereitschaft, den nächsten Schritt zu gehen, lässt uns jedoch über die Falle hinausgelangen, die den *Schmerz* in unserem Leben verursacht.

Interpretation der Karte

Diese Karte macht dich darauf aufmerksam, dass sich bei dir etwas ändern muss. Wenn du dich weigerst, entsteht *Schmerz* oder wird verstärkt. Es ist an der Zeit, die Lektion zu lernen, die den *Schmerz* nicht nur lindert, sondern transformiert. Wenn du alle Fehler berichtigst, die du machst, löst sich der *Schmerz* von selbst auf. Nutze den *Schmerz* als Lehrer. Passe dich ihm nicht an, sondern finde den Weg, der hindurchführt. Es gibt immer einen Weg, wenn du bereit bist, dich zu ändern, zu lernen und die Wahrheit zu finden, die dir Frieden bringt. Wenn du akzeptierst, was geschehen ist, kannst du den nächsten Schritt gehen. Wenn du dich dem, was geschehen ist, widersetzt, bleibt nicht nur der *Schmerz*, sondern auch das Problem bestehen.

59
Regeln

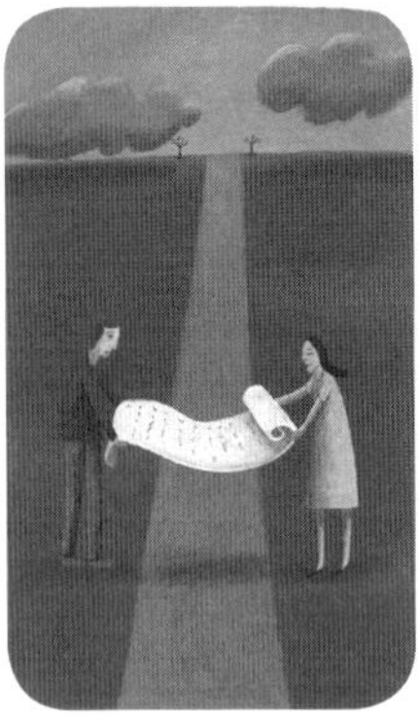

Regeln sind Abwehrmechanismen, die verhindern sollen, dass alter Schmerz noch einmal auftritt, aber alles, was sie bewirken, ist Leblosigkeit. Sie funktionieren nicht einmal als Abwehrmechanismus, denn Regeln sind dazu da, gebrochen zu werden. Unsere Regeln führen früher oder später genau den Schmerz herbei, den sie verhindern sollten, und in der Zwischenzeit sind Einengung, Leblosigkeit und mangelnde Authentizität die Folge.

Regeln sind ein Versuch, mit dem alten Schmerz und der falschen Schuld, die in uns verschüttet sind, zu leben, statt uns zu ändern oder an unserer Heilung zu arbeiten. Prinzipien schränken uns dagegen nicht ein, sondern erkennen, was funktioniert, lassen Dialog zu und sind von Natur aus authentisch. Wir haben für uns selbst, andere Menschen, Beziehungen und unseren Partner zahllose *Regeln* aufgestellt, die Nester alten Schmerzes und Gefühle des Versagens verbergen. Schmerz und Aufregung sind immer ein Zeichen dafür, dass eine unserer *Regeln* gebrochen wurde. In einer Liebesbeziehung kommt es häufig vor, dass wir nicht mit unserem Partner kommunizieren, sondern seine Liebe fälschlicherweise mit der Fähigkeit gleichsetzen, unsere Gedanken zu verstehen und unsere *Regeln* zu befolgen. *Regeln* sollen das Leben sicherer machen. Wir sind vorsichtig, statt sorgenfrei zu leben. *Regeln* sind Kompensationen, die Spannung und Vergnügen im Weg stehen.

Interpretation der Karte

Diese Karte fordert dich auf, darüber nachzudenken, welche Regel dir im Weg steht. Du kannst das Problem einfach lösen, indem du die Regel und alles, was sie verbirgt, loslässt. Dadurch gelangst du auf eine vollkommen neue Ebene der Ganzheit und die Regel wird zu einem Prinzip, das dir ermöglicht, einmal mehr zu empfangen und zu genießen. Wenn dein Partner eine Regel aufgestellt hat, die dich einschränkt, erkenne, dass du eine mehr oder weniger gut verborgene Regel aufgestellt hast, die ihn einschränkt. Du kannst neue Freiheit gewinnen, indem du deine *Regeln* loslässt und sie durch Prinzipien ersetzt.

60
Erwartungen

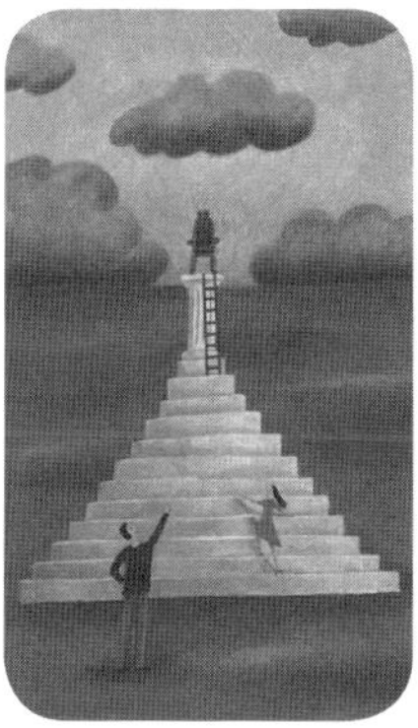

Erwartungen sind die Bilder, die unser Verstand davon hat, wie etwas sein sollte. Erwartungen schneiden alles ab, was nicht in unser Bild von der Situation passt. Manchmal schneiden wir dabei einige lebenswichtige Teile ab, die wir nicht als notwendig erkannt haben.

Auch wenn andere Menschen unsere *Erwartungen* erfüllen, fühlen sie sich nicht frei, sondern herabgesetzt und gezwungen. *Erwartungen* sind Forderungen, die uns selbst und andere Menschen unter Druck setzen. Es sind Kompensationen, die naturgemäß verhindern, dass wir empfangen. Auch wenn unser Partner sich beeilt, das zu tun, was wir von ihm erwarten, sind wir nicht zufrieden und rasch gelangweilt. Wir haben viele *Erwartungen*, die uns schon durch die Sprache, die wir benutzen, in die Falle locken. Worte wie „soll" und „sollte" oder „muss" und „müsste" sind ein sicheres Zeichen für *Erwartungen*. Deshalb sollten wir unsere Sprache zu „wollen", „wählen" oder „entscheiden" ändern. Wenn uns bewusst ist, dass *Erwartungen* unseren Partner oder einen möglichen Partner abstoßen und zu Frustration führen, sind wir motiviert, uns zu ändern. Alle *Erwartungen* fußen auf Bedürfnissen. Bedürfnisse, Forderungen und *Erwartungen* verprellen unseren Partner und veranlassen ihn dazu, seinen „Freiraum" zu brauchen und Zeit ohne uns zu verbringen.

Interpretation der Karte

Diese Karte fordert dich auf, deine *Erwartungen* in Ziele zu verwandeln. Bitte oder überzeuge deinen Partner, statt ihm deine Bedürfnisse, Forderungen und *Erwartungen* aufzuerlegen. Deine *Erwartungen* treiben dich entweder an, ohne dass du genießen kannst, was du erreicht hast, oder sie sorgen dafür, dass du aufgibst. *Erwartungen* machen dich zu einem Perfektionisten, sodass du dich als Versager fühlst, weil es dir noch nicht gelungen ist, auf dem Wasser zu wandeln. Es ist an der Zeit, deine *Erwartungen* loszulassen, damit das Leben dich lehren und dir etwas geben kann.

61
Fantasievorstellungen

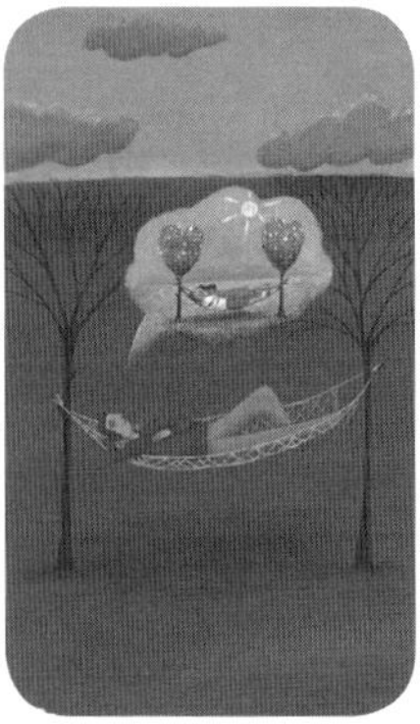

Wir fantasieren von Dingen, die in unserem Leben nicht vorhanden sind. Unser Geist gleicht das, was fehlt, naturgemäß aus, indem er sich Dinge, die nicht da sind, einbildet. Während wir bestimmen können, was Fantasievorstellungen sind und was nicht, sieht der Geist alles in Form von Bildern.

Wenn wir von einem Partner und von wahrer Liebe träumen, glaubt unser Geist, dass wir sie bereits gefunden haben, und uns bleibt kein Raum, sie tatsächlich zu finden. *Fantasievorstellungen* können die gleiche Wirkung auf uns haben wie Erwartungen, weil sie uns von der Beziehung fernhalten, die wir uns wünschen. Wenn wir unsere *Fantasievorstellungen* loslassen und uns für das entscheiden, was wir wollen, werden wir offen und bereit für die Beziehung, nach der wir uns sehnen. Wenn wir uns lebhaft genau das vorstellen, was wir wollen, und es im Wissen und im Vertrauen darauf loslassen, dass wir es bekommen, lernen wir bald, dass wir alles manifestieren können, was wir wollen. *Fantasievorstellungen* und ihre Passivität rühren zwar von unseren Bedürfnissen, unserer Einsamkeit und unseren müßigen Wünschen her, können uns aber dennoch von der Liebe und von einer Liebesbeziehung abschneiden.

Interpretation der Karte

Du investierst in Tagträume und Illusionen, die unerfüllt bleiben. Sei bereit, alle deine Fantasiebilder loszulassen, ganz gleich, ob du an einem früheren Partner festhältst oder einen neuen Partner vor dir siehst. Deine *Fantasievorstellungen* verhindern, dass du den nächsten Schritt gehst, dich auf das Leben einlässt und die wahre Liebe erfährst, statt in einer eigenen Fantasiewelt zu leben. Wenn du loslässt, werden deine *Fantasievorstellungen* paradoxerweise aufgelöst, sodass du mit leeren Händen dastehst und endlich empfangen kannst.

62
Naivität

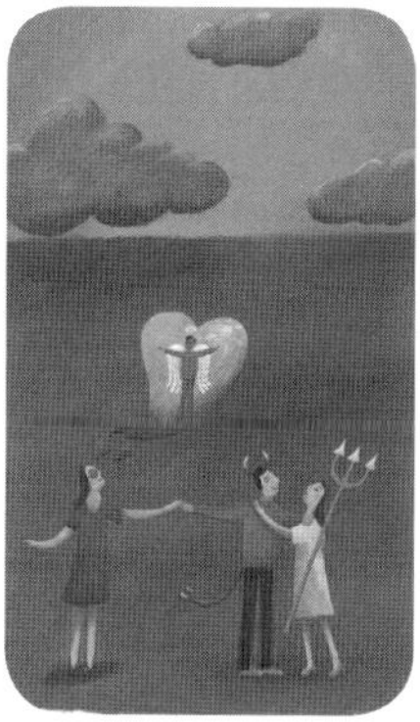

Naivität macht uns blind für Herzensbrüche und Opfersituationen, die auf uns zukommen. Unsere fehlende Bewusstheit und unsere Verleugnung führen leicht dazu, dass wir verletzt werden, und das kann uns um viele Jahre zurückwerfen, wenn wir es zulassen. Unsere Naivität macht es anderen Menschen leicht, uns zu belügen und auszunutzen.

Naivität deutet darauf hin, dass ein Teil von uns nicht bereit ist, erwachsen zu werden oder die unrealistischen, romantischen Vorstellungen aufzugeben, die wir vom Leben haben. *Naivität* zeugt davon, dass unser Blick auf das Leben und auf Beziehungen möglicherweise durch blinde Flecken getrübt ist. Wir müssen uns aber nicht wie ein Schaf den Wölfen darbieten. Wir sind uns selbst untreu, wenn wir zulassen, dass andere Menschen uns benutzen oder uns in irgendeiner Form schaden, auch wenn es uns häufig als Ausrede dafür dient, den nächsten Schritt nicht gehen zu müssen. Wir tun gut daran, uns nicht in diese Situation zu bringen und kein derartiges Drehbuch zu schreiben. Wir tun auch gut daran, uns zurückzuziehen oder uns zu schützen, wenn wir uns unserer Verleugnung und ihrer möglichen Bedeutung bewusst werden.

Interpretation der Karte

Die Karte der *Naivität* teilt dir mit, dass es wichtig ist, dir bewusst zu machen, was in deiner Umgebung geschieht. Lügst du einen anderen Menschen an oder belügst du dich selbst im Hinblick auf das, was tatsächlich vorgeht? Führe dich nicht selbst zur Schlachtbank. Lasse nicht zu, dass du zum Opfer gemacht wirst. Nimm dir ein wenig Zeit, die Situation genau zu betrachten. Bitte dein höheres Bewusstsein darum, dich zu führen und dir den Ausweg zu zeigen. Es ist nicht nötig, das Drehbuch eines Opfers oder Märtyrers zu schreiben. Gib die *Naivität* zugunsten der Unterscheidungsfähigkeit auf. Vertraue deinen Instinkten, wenn es um andere Menschen und darum geht, dir selbst zu helfen. Schreibe eine Geschichte, die von wahrer Liebe und nicht von Herzensbruch handelt. Die Zeit ist gekommen, ein neues Bewusstsein zu erlangen, das dir viel Leid ersparen kann.

63
Rückzug

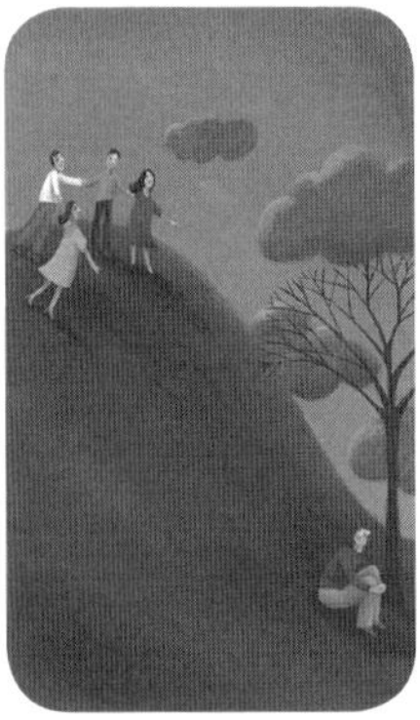

Rückzug kann uns Liebe, Erfolg und Freude im Leben rauben. Wir brauchen ein gewisses Maß an Kontakt zu uns selbst, zum Leben und zu anderen Menschen, um geben und empfangen zu können. Das ist der Schlüssel zu Nähe und Erfolg. Wir ziehen uns zurück, weil wir emotionale Verletzungen erlitten haben, die uns zynisch gemacht, gezeichnet und dem Leben entfremdet haben.

Rückzug macht jede Aufgabe schwer. Wenn wir uns vom Leben zurückgezogen haben, kostet es uns Anstrengung, die Bürde zu heben, die es zu schultern gilt. *Rückzug* macht das Leben grau und wir sind außerstande, das, was geschieht, mit einem Mindestmaß an Lebendigkeit zu fühlen oder einen Zugang dazu zu finden. Wenn Verbundenheit die Verbindung ist, die uns Liebe und Erfolg ganz mühelos beschert, dann ist *Rückzug* die Trennung, die alles schwieriger macht oder gar nicht zulässt. Das Maß unseres Rückzugs entspricht dem Maß unserer Niedergedrücktheit.

Interpretation der Karte

Gehe der Frage nach, wo Liebe, Erfolg oder Leichtigkeit in deinem Leben durch *Rückzug* blockiert werden. Es ist ein Ort, an dem du dich zurückgezogen, aber dennoch weiter angetrieben hast. Finde heraus, wo und wann dies der Fall war. Stelle dir dann vor, dass du zu diesem Zeitpunkt wieder an diesem Ort bist, und triff die Entscheidung, dich zu verbinden, statt dich zurückzuziehen. Wenn du in deiner Vorstellung an den Ort zurückkehrst, an dem die Trennung entstanden ist, und sie beendest, kannst du über die leidvolle Situation hinausgelangen. Du kannst dich außerdem dafür entscheiden, dort wieder auf das Leben zuzugehen, wo du dich in der Vergangenheit zurückgezogen hattest, oder dich ganz einfach verpflichten, dich an jedem Ort, an dem du dich zurückgezogen hattest, neu mit dem Leben zu verbinden, sodass du wieder lebendig wirst und die Liebe in dein Leben zurückholen kannst.

64
Falsche Einstellung

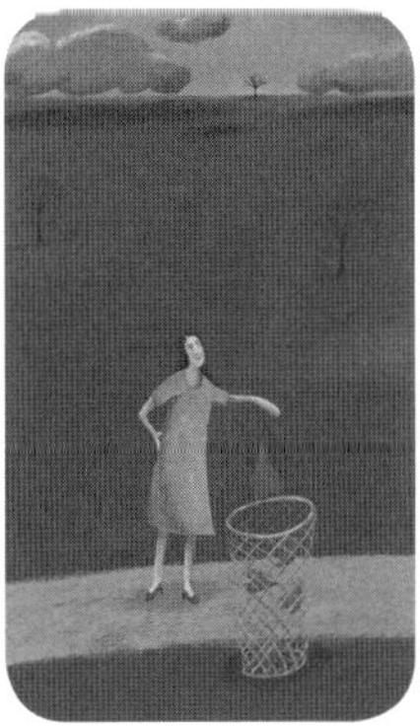

Es gibt im Grunde zwei Richtungen, die wir im Leben einschlagen können: hin zu Liebe, Glück und Leben oder hin zu Urteil, Angst und Tod. Eine falsche Einstellung ist gleichbedeutend damit, dass wir die falsche Richtung eingeschlagen haben – sei es aus Stolz, Ärger, Schmerz, Verbitterung, Rache, Rebellion oder Wut oder um etwas zu bekommen.

Wir haben vielleicht vergessen, dass wir in die falsche Richtung gehen, oder es ist uns nicht mehr bewusst, weil wir es verleugnet haben. Manchmal verbergen wir unsere *falsche Einstellung* oder kompensieren sie sogar, sodass es ein sehr hohes Maß an Bereitschaft erfordert, diesen verborgenen Anteil zu finden, der uns zurückhält. Fast stolz oder rebellisch scheinen wir in eine Richtung zu gehen, die zunehmend leidvoller wird, je weiter wir auf diesem Weg vorankommen. Unsere Einstellung entspricht der Richtung, die wir eingeschlagen haben, und ist eine der wichtigsten Entscheidungen, die wir treffen, wenn es um den Erfolg oder das Scheitern in Beziehungen geht.

Interpretation der Karte

Diese Karte macht dich darauf aufmerksam, dass es einen Lebensbereich gibt, in dem du eine *falsche Einstellung* hast. Da du erntest, was du säst, entwickeln sich daraus irgendwann Fehlschläge, Schmerz und Probleme. Du entscheidest darüber, welche Richtung du einschlägst. Wenn eine negative Situation eintritt, ist die geistige Einstellung, mit der du ihr begegnest, bestimmend dafür, wie du sie erfährst. Wenn du in allem eine Chance für die Liebe und eine Möglichkeit zur Heilung erkennst, kannst du sogar deine verborgenen Konflikte und deine *falsche Einstellung* in eine positive Richtung lenken. Wendest du dich der Liebe oder der Angst, dem Leben oder dem Tod, dem Himmel oder der Hölle zu? Du solltest deine *falsche Einstellung* noch einmal überdenken, denn sie lässt nicht nur dich leiden, sondern auch die Menschen, die dir nahestehen. Du kannst eine neue Entscheidung treffen – du kannst umkehren. Die Liebe und das Leben warten auf dich.

65
Abwehrhaltung

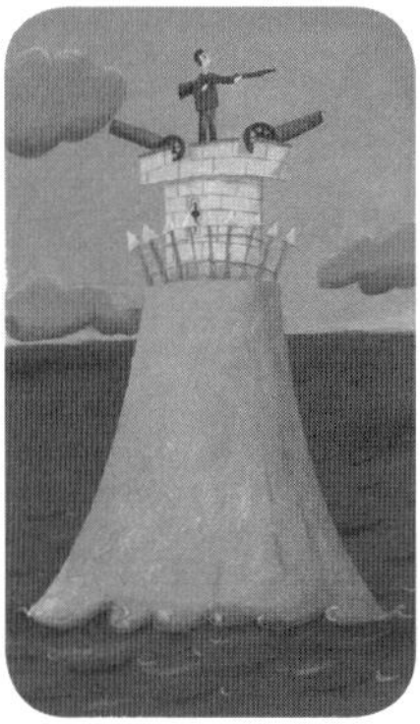

Wir nehmen eine Abwehrhaltung ein, weil wir Angst haben und uns vor Schmerz schützen wollen. Unsere Abwehrhaltung verstärkt das Problem jedoch nur und führt oft dazu, dass andere Menschen mit einem Kampf-oder-Flucht-Reflex auf uns reagieren. Sie hat zur Folge, dass der Wert unserer Aktien bei den Menschen in unserer Umgebung „auf Talfahrt" geht.

Unsere *Abwehrhaltung* führt genau das herbei, was sie verhindern sollte. Sie ist unattraktiv und erfolglos und hat die Eigenart, uns in den negativen Gefühlen festzuhalten, die durch sie entstehen. Sie kann uns nicht vor Schmerz schützen, aber wir können uns dafür entscheiden, Schmerz als Lernwerkzeug zu nutzen. Er kann uns zeigen, was nicht funktioniert, und zu einer Triebkraft werden, die Kommunikation und Heilung fördert. Wenn wir unsere *Abwehrhaltung* loslassen, können wir mit anderen Menschen kommunizieren und so die Kluft zwischen ihnen und uns überbrücken.

Interpretation der Karte

Du bist aufgefordert, deine selbstsabotierende *Abwehrhaltung* zugunsten von etwas aufzugeben, das wirklich Erfolg bringt. Dazu gehört, über das zu sprechen, was du mit deiner *Abwehrhaltung* verteidigen willst. Während Bereitschaft und Offenheit attraktiv sind, vermittelt deine *Abwehrhaltung* dir alles andere als das Gefühl, dich von deiner besten Seite zu zeigen. Finde die Bereitschaft und den Mut, deine Mauer der Angst zu überwinden und einen Weg zu wählen, der dir erlaubt, den nächsten Schritt mit Einfühlungsvermögen anstelle von reaktivem Verhalten zu gehen.

66
Mangelnder Selbstwert

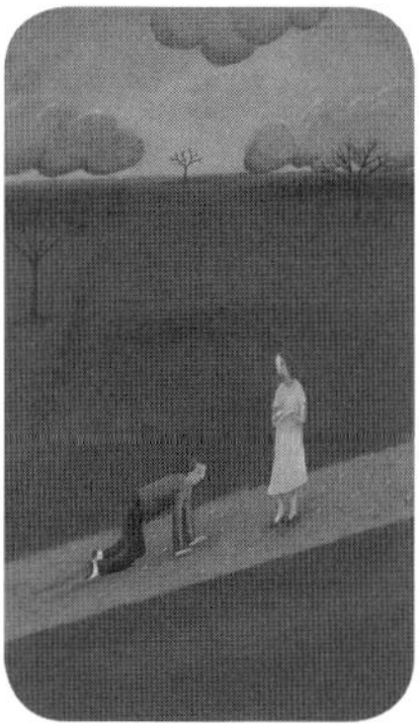

Mangelnder Selbstwert ist eines der grundlegenden Probleme in Beziehungen. Er kann viele Formen annehmen und reicht von dem Glauben, keinen liebenden Partner verdient zu haben, bis hin zu einem Partner, der uns schlecht behandelt. Mangelnder Selbstwert verhindert, dass wir uns in einer Beziehung verpflichten, und lässt uns glauben, dass wir ununterbrochener Aufmerksamkeit nicht würdig sind.

Wenn es uns an Selbstwert mangelt, finden wir uns mit einem Partner oder mit einer Situation ab, die ein Kompromiss ist, weil wir nicht glauben, wahre Liebe verdient zu haben. *Mangelnder Selbstwert* führt dazu, dass wir uns aufopfern, setzt unsere Attraktivität herab, verhindert Nähe und lässt keine Ebenbürtigkeit zu, die ein notwendiges Element jeder Partnerschaft ist. *Mangelnder Selbstwert* rührt von alter, falsch verstandener Schuld und vom Verlust der Verbundenheit her und kann durch Verbindung und Vergebung berichtigt werden. Wenn wir unseren wahren Wert und unsere Verdienstwürdigkeit erkennen, behandeln wir uns ganz von selbst besser und bringen andere Menschen dazu, es ebenfalls zu tun.

Interpretation der Karte

Diese Karte zeigt dir einen der Gründe dafür, warum deine Beziehungen nicht glücken wollen. Du bist aufgerufen, dich und andere Menschen wertzuschätzen und ihnen von dir selbst zu geben, weil du dadurch sowohl dir als auch anderen Menschen einen Wert gibst. Wenn du dich würdiger fühlst, wächst dein Glück, in deiner Beziehung tritt eine deutliche Verbesserung ein und in deinem Geben kannst du deinen Selbstwert mit anderen Menschen teilen. Triff im Hinblick auf deinen Selbstwert eine neue Entscheidung, denn das, was du empfängst, steht in einer direkten Wechselbeziehung zu dem, was du verdient zu haben glaubst und was du dir selbst zugestehst. Wenn du dich durch Aufopferung ausschließt, kannst du niemals glücklich sein.

67
Selbstbefangenheit

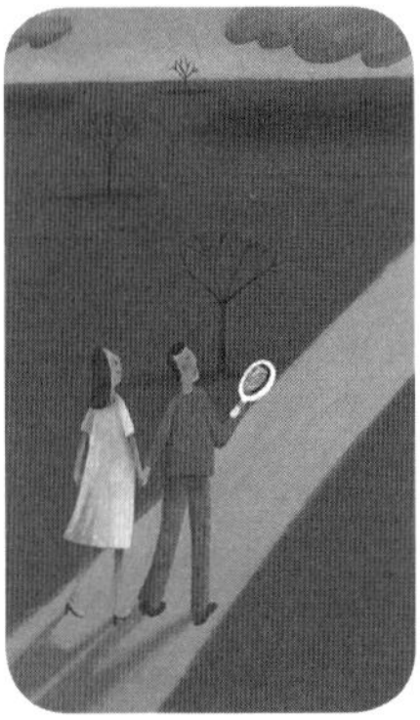

Selbstbefangenheit macht uns schüchtern und übermäßig vorsichtig. Sie sorgt dafür, dass wir uns ständig genau beobachten, damit wir nichts falsch machen – aber gerade diese peinlich genaue Selbstbeobachtung führt dazu, dass uns ein Fehler unterläuft. Selbstbefangenheit entspringt den vielen Persönlichkeiten, die wir in uns tragen.

Jede Persönlichkeit hat ein Ziel, das uns glücklich machen oder das zumindest verhindern soll, dass wir uns unzulänglich fühlen. Persönlichkeiten sind jedoch Kompensationen, die vom Verlust der Verbundenheit und von einem Gefühl der Unzulänglichkeit herrühren. Unsere Persönlichkeiten sagen uns, dass wir etwas tun müssen, um akzeptiert oder geliebt zu werden, aber selbst dann ist unser Gefühl der Verdienstwürdigkeit nur von kurzer Dauer, bevor wir etwas anderes tun müssen. Diese Form der *Selbstbefangenheit* ist eine Form von Selbstangriff und sogar von Selbstfolter und hängt in hohem Maße mit Glaubenssätzen und Gedanken über unseren Körper zusammen. Sie richtet unsere Aufmerksamkeit auf den falschen Ort und unterbindet sowohl unseren natürlichen Fluss als auch unsere Spontaneität. Wenn wir unsere Aufmerksamkeit auf andere Menschen und auf das Leben richten und uns erlauben, vollständig zu leben und uns zum Ausdruck zu bringen, finden wir uns im Rhythmus und in der Freude des Lebens wieder.

Interpretation der Karte

Diese Karte fordert dich auf, *Selbstbefangenheit* zugunsten von Natürlichkeit, Selbstakzeptanz und Selbstfreude loszulassen, während deine Aufmerksamkeit nach außen auf das Leben und auf andere Menschen gerichtet ist. Das gibt dir die Möglichkeit, die Hilferufe der Menschen in deiner Umgebung zu hören und auf sie einzugehen, denn genau das sollen *Selbstbefangenheit* und Selbstangriff verhindern. Wenn du deine Aufmerksamkeit auf das richtest, was außerhalb von dir liegt, kann deine Spontaneität zurückkehren, die ein grundlegendes Element deiner Anziehungskraft und deines Humors ist.

68
Täuschung

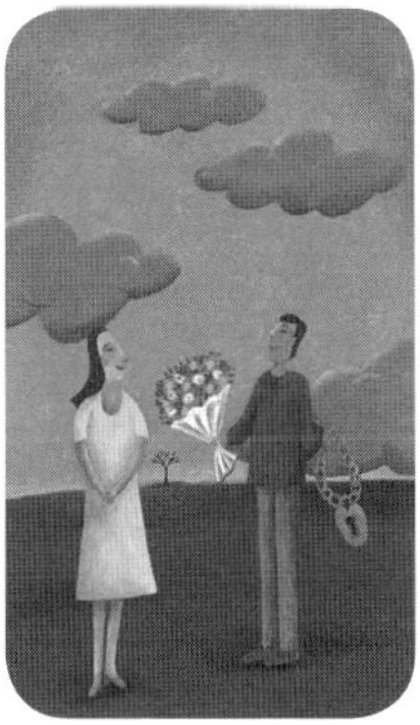

Täuschung und Lügen nagen an einer Beziehung. Wir täuschen, weil wir in einem wohlwollenden Licht gesehen werden wollen, und verbergen deshalb bestimmte Fehler und Schwelgereien. Wenn wir unseren Partner täuschen, fühlen wir uns schuldig, und unsere Schuld – ob wir uns ihrer bewusst sind oder nicht – trennt uns von ihm und hindert uns daran, in gleicher Weise wie bisher zu geben und zu empfangen.

Täuschung bedeutet, dass wir vorgeben, jemand anderer zu sein als der, der wir wirklich sind. Wir leben mit Masken und Lügen. Wir erkennen nicht, dass wir uns selbst betrügen und gleichzeitig ein zerstörerisches Muster in Gang setzen. Das alte Sprichwort, dem zufolge wir das ernten, was wir säen, zeugt von dieser psychologischen Wahrheit. Buddha hat es so ausgedrückt: „Karma heißt, dass du mit nichts davonkommst." Das Maß an Wahrheit und Integrität, das wir in einer Beziehung geben, gibt ihr ein höheres Maß an Bedeutung und Wert und erlaubt uns, in höherem Maße zu empfangen. *Täuschung* oder Selbsttäuschung liegen an der Wurzel aller Probleme.

Interpretation der Karte

Die beste Einstellung, die du zur *Täuschung* haben kannst, besteht darin, nichts zu tun, was nicht die ganze Welt wissen darf. Diese Karte teilt dir mit, dass es an der Zeit ist, dir selbst und anderen Menschen zu vergeben. Lasse die Naivität los und finde die Wahrheit. Selbst wenn du glaubst, mit *Täuschung* ungestraft davonzukommen, bezahlst du sie mit Trennung, verlorener Wertschätzung und verlorenem Vergnügen. Wenn du andere Menschen täuschst, betrügst du dich selbst, und wenn du ihnen gestattest, dich zu täuschen, benutzt du sie, um dich zurückzuhalten. Vielleicht bleibt dir noch Zeit, einige Brücken zu bauen, statt alles wegzuwerfen oder zu verlieren. Es ist nicht ratsam, den eingeschlagenen Weg weiterzugehen.

69
Desillusionierung

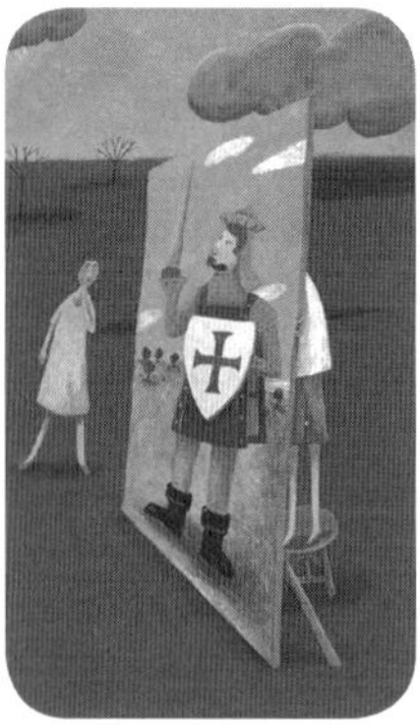

Desillusionierung kann äußerst schmerzhaft und enttäuschend sein. Ein Wunsch wurde durchkreuzt, eine Erwartung, die wir hatten, wurde zunichtegemacht. Ein Traum wurde zerschlagen und die Verliebtheit ging verloren. Diese Erfahrung kann so machtvoll sein, dass Menschen sich vom Leben zurückziehen und sich dem Tod zuwenden.

Wenn wir desillusioniert sind, ist es wichtig, unsere lang gehegten Träume und unsere Enttäuschung darüber loszulassen. So wird ein Neuanfang möglich, der größere Wahrheit in sich birgt als die Illusion, auf der wir unser Leben aufbauen wollen. Es ist an der Zeit, alles loszulassen und uns auf eine neue, höhere Ebene unseres Lebens emporzuschwingen. Eine *Desillusionierung* ist der Verlust einer Illusion und auch wenn es bedauerlich ist, dass wir leiden mussten, weil wir in den falschen Menschen oder die falsche Sache investiert haben, ist nun die Zeit gekommen, es besser zu machen. *Desillusionierung* ist nur dann möglich, wenn wir etwas wollen und zu nehmen versuchen. Träume sind Wünsche. Sie sollen uns erfüllen, aber was uns erfüllt, ist das, was wir einem Menschen, einem Ort oder einer Sache geben. Solange wir nicht auf eine unwahre Weise geben, um zu nehmen, hat unser Geben niemals *Desillusionierung* zur Folge. Es kann uns nicht genommen werden.

Interpretation der Karte

Diese Karte fordert dich auf, nicht länger in Illusionen zu investieren, die nur zu Schmerz führen können. Wenn du deine Träume bereits verloren hast, ist es an der Zeit, sie zusammen mit deinem Schmerz loszulassen. So kann ein neuer Tag anbrechen, der auf einem höheren Maß an Wahrheit beruht und dir größeren Erfolg bringt. Du entwickelst dich weiter und kannst ein Fundament bauen, das dich trägt. Ändere deine Richtung. Wende dich wieder der Liebe und dem Leben zu. Lege den Schmerz und die Illusion von Vergangenheit und Zukunft in Gottes Hände.

70
Untreue

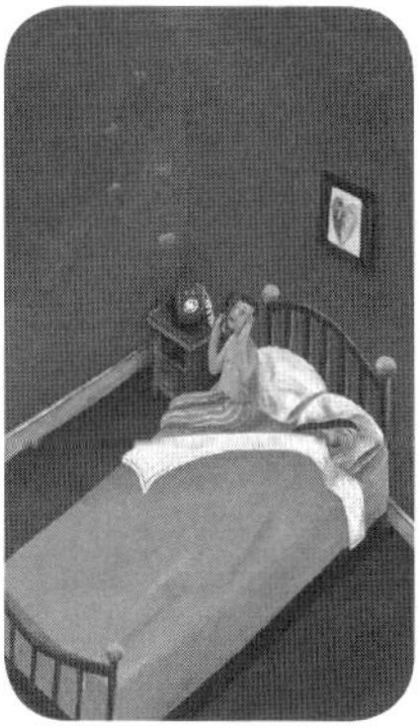

Untreue kann ein enorm hohes Maß an Schmerz in einer Beziehung hervorrufen. Sie kann zu einem Herzensbruch und sogar zum Verlust einer Beziehung führen. Untreue rührt von einem Mangel an Verpflichtung her. Wenn wir merken, dass unser Partner unsere Bedürfnisse nicht erfüllt, lassen wir uns von einem anderen Menschen in Versuchung führen, der eine Eigenschaft besitzt, die unser Partner nicht hat.

Untreue ist eine mächtige Falle des Egos, die uns daran hindern soll, das nächste Stadium in unserer Beziehung zu erreichen, in dem unser Partner tatsächlich die Eigenschaft entwickelt, die uns in Versuchung geführt hat. Wenn wir bereit sind, unsere gesamte Energie und Aufmerksamkeit auf unseren Partner gerichtet zu halten, und noch nicht einmal in unserer Fantasie von dem Menschen träumen, dem wir begegnet sind, wird unser Partner die Eigenschaft entwickeln, die wir uns wünschen. Wenn unser Partner uns untreu war, sind wir vermutlich von ihm abhängig geworden. Das verringert unsere Attraktivität und stößt ihn ab. Weil wir unsere drängende Bedürftigkeit mit Liebe verwechselt haben, sind wir ihm nicht in so hohem Maße verpflichtet, wie wir glauben. Verliebtheit und Sex ohne Liebe zeugen nur von einem Bedürfnis nach Besonderheit, das unseren Partner abstößt, weil wir versuchen, von ihm zu nehmen. Wenn wir erkennen, dass die *Untreue* unseres Partners einen bestimmten Zweck für uns erfüllt, können wir unsere Verletzung rascher überwinden. Wenn unser Partner sexuell geschwelgt hat und untreu war, sind wir in anderer Hinsicht oft im gleichen Maße untreu oder schwelgen. Wenn wir unserem Partner glauben und ihm vertrauen, geben wir ihm die Möglichkeit, uns treu zu sein.

Interpretation der Karte

Diese Karte fordert dich auf, der Frage nachzugehen, in welcher Form du den Wert deiner Beziehung schmälerst und sie in ihrer Entwicklung behinderst, weil du deine Energie an anderer Stelle investierst. Wenn dein Partner sich dir nicht verpflichtet, verpflichtest du dich ihm vermutlich ebenso wenig, auch wenn das Gegenteil der Fall zu sein scheint.

71
Wollust

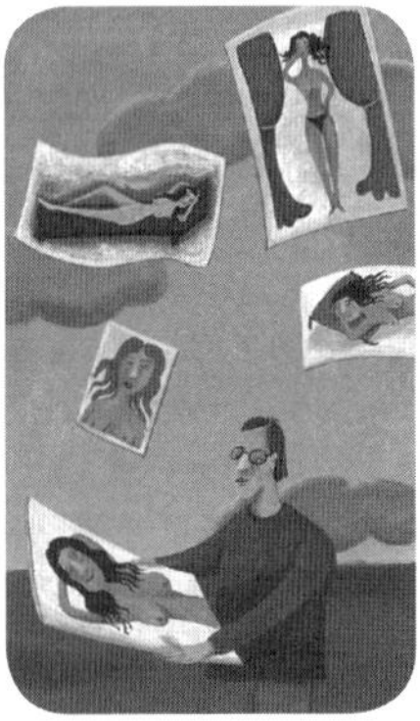

Wollust heißt, dass wir einen anderen Menschen benutzen, um unsere sexuellen Bedürfnisse zu erfüllen, indem wir ihn zu einem Objekt machen. Je mehr wir es tun, umso weniger Befriedigung erlangen wir. Wenn wir andere Menschen zum Objekt machen, machen wir auch uns selbst zum Objekt und können weniger empfangen. Wollust beraubt uns der Verbindung mit einem anderen Menschen, die uns die größte sexuelle Befriedigung schenkt.

Wollust ist ein Abwehrmechanismus, der schmerzhafte oder bedürftige Gefühle verbirgt. Unsere *Wollust* kompensiert unseren verborgenen Schmerz, aber wie alle Abwehrmechanismen führt auch sie einen Angriff herbei, der ihn schließlich zutage fördert. Da niemand zu einem Objekt gemacht und benutzt werden will, lehnen andere Menschen sich irgendwann gegen unser Verhalten auf. *Wollust* kann uns immer stärker von unseren inneren Gefühlen und anderen Menschen abschneiden. Das wird zum Problem, weil es verhindert, dass wir Sex dauerhaft als den Liebesbalsam genießen können, der uns hilft, die Beziehung zu unserem Partner aufzubauen.

Interpretation der Karte

Diese Karte teilt dir mit, dass du die wahre Liebe und wahren Sex durch *Wollust* ungewollt zurückgewiesen hast. Wie in Fantasievorstellungen ist jeder Mensch irgendwann auch in *Wollust* gefangen. Im Laufe der Zeit erkennst du jedoch ihre Begrenztheit, denn sie braucht einen immer stärkeren sexuellen Reiz, um sie zu erregen, während sie dich immer mehr in ein gefühlloses Objekt verwandelt. Der Schlüssel liegt darin, Sex zu genießen, ihn aber auch als Werkzeug zu nutzen, das dich mit einem anderen Menschen in Liebe verbindet. Die große Nähe, die Sex mit sich bringt, macht ihn dort besonders erfüllend, wo Herz und Sex noch verbunden und nicht durch Herzensbrüche getrennt sind.

72
Manipulation

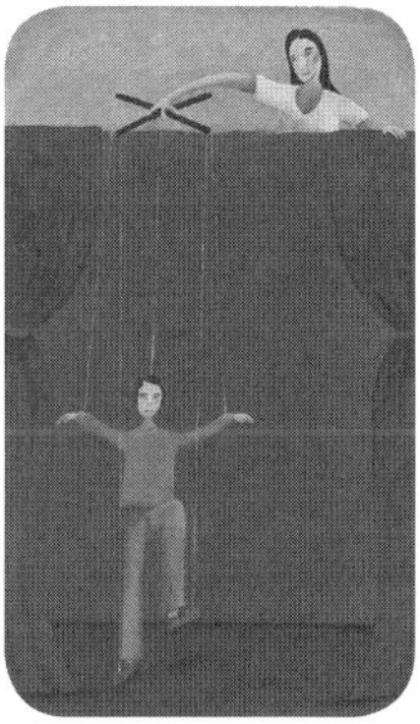

Manipulation ist der Versuch, andere Menschen zu benutzen, um unseren Willen durchzusetzen und unsere Bedürfnisse erfüllt zu bekommen. Sie ist ein Spiel, bei dem es einen Gewinner und einen Verlierer gibt, das letztlich aber nur in Verlust enden kann. Manipulation verärgert die Menschen, die wir manipulieren, denn sie wollen nicht verlieren und ziehen sich irgendwann zurück oder versuchen, ihr eigenes Spiel zu gewinnen.

Manipulation geht von der Überzeugung aus, dass wir nicht würdig sind, etwas zu empfangen. Deshalb versuchen wir zu nehmen, was die Menschen in unserer Umgebung befremdet und zur Folge hat, dass wir einen Verlust erleiden, denn selbst wenn unser Handeln nicht zu einem Konkurrenzkampf führt, ziehen sie sich zurück, um nicht zu verlieren. *Manipulation* ist plump, kontraproduktiv und abstoßend. Sie dient als Abwehrmechanismus gegen alten Herzensbruch und gegen Gefühle der Zurückweisung und der Unwürdigkeit, ruft letztendlich aber genau diese Gefühle hervor. *Manipulation* beginnt mit der Überzeugung, dass wir zurückgewiesen werden, sodass wir ein Spiel spielen, statt ehrlich um das zu bitten, was wir wollen.

Interpretation der Karte

Es ist wichtig, das mit *Manipulation* verbundene selbstsabotierende Verhalten zu untersuchen, weil dieses Verhalten dazu führt, dass du zurückgewiesen wirst. *Manipulation* heißt, dass du bereit bist, einen anderen Menschen zu benutzen, um zu bekommen, was du willst. Wenn du dieses Muster in dir trägst, sorgt es dafür, dass du von Menschen mit größerer Überzeugungskraft manipuliert und benutzt wirst. *Manipulation* verstärkt dein Gefühl der Unwürdigkeit auch dann, wenn du mit ihrer Hilfe gewinnst, weil du glaubst, das, was du bekommen hast, durch *Manipulation* und nicht deshalb bekommen zu haben, weil du es verdient hast. Du kannst das selbstsabotierende Verhalten heilen, indem du es erkennst und eine andere Entscheidung triffst. Anderenfalls nimmt diese niedere Form von Betrug und Ränkespielen ein böses Ende.

73
Zweifel

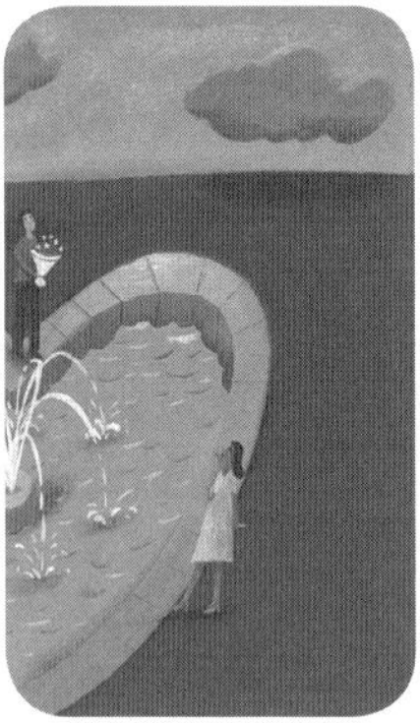

Zweifel hindert uns daran, den nächsten Schritt zu gehen. Er ist eine der größten Fallen, die das Ego besitzt, um uns aufzuhalten oder abzulenken. Zweifel beruht in Wirklichkeit auf mangelndem Vertrauen in uns selbst und ist eine Form von Selbstangriff. Zweifel soll verhindern, dass wir zu der Erkenntnis gelangen, die uns weiterbringen und den Weg weisen kann.

Zweifel ist ein Urteil, das anstelle der Verbundenheit, des Selbstvertrauens, der Nähe und der Mühelosigkeit, die Liebe und Erfolg bringen, den Fortbestand des Egos gewährleisten soll. Er soll die Wahrheit verbergen und Partnerschaft, Liebe und Erfolg verhindern. *Zweifel* hält uns davon ab, uns voll einzubringen und zu verpflichten. Dabei lassen genau diese Dinge uns unsere Wahrheit erkennen, ohne dass andere Menschen leiden müssen. *Zweifel* hält uns in Unsicherheit und Selbstangriff fest. Er ist ein Ort, an dem wir in einem Konflikt stehen oder an dem unser Bewusstsein gespalten ist. Um den nächsten Schritt gehen und die Wahrheit auf einer höheren Ebene erkennen zu können, müssen wir uns dafür **entscheiden**, den *Zweifel* auf allen Ebenen mit unserem höheren Bewusstsein zu integrieren, das alle Antworten kennt.

Interpretation der Karte

Diese Karte fordert dich auf, Urteile und Selbstangriff heute aufzugeben. Gehe stattdessen den Dingen auf den Grund, die du angezweifelt hast. Du kannst dich bei deinem Erkenntnisprozess von dem Satz leiten lassen: „An ihren Früchten werdet ihr sie erkennen.“ Es ist an der Zeit, zu erforschen und zu erkunden, zu lernen und Vertrauen in dich selbst zu haben, damit du in deiner persönlichen Entwicklung voranschreiten kannst. Lasse den *Zweifel* zugunsten von Wahrheit, Verbundenheit und Verpflichtung hinter dir. Sie allein können dir eine Antwort auf die Fragen geben, die dich quälen, wenn du zweifelst. *Zweifel* ist lediglich eine Falle, die dich unter dem Vorwand, dich zu schützen, daran hindern soll, Antworten zu finden.

74
Dürre

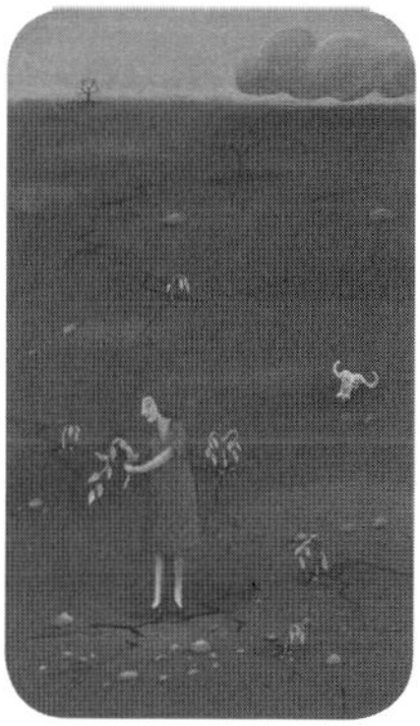

Dürre ist die gefürchtete Krankheit, die bedeutet, dass wir keinen ... bekommen. Kein Lächeln auf den Lippen, keine glücklichen Nächte, keine nachmittäglichen Freuden und kein Herumrollen am Morgen. Sex ist Mangelware und je mehr wir ihn brauchen, umso weniger bekommen wir ihn. Wenn wir ihn nicht bräuchten, wäre es ohne Belang, dass wir ihn nicht bekommen.

Wenn wir ihn nicht bräuchten, könnten wir paradoxerweise so viel Sex haben, wie wir wollen. Wenn wir Sex brauchen, können wir uns dagegen ebenso gut von ihm verabschieden. Wenn uns die *Dürre* trifft, stehen uns weder der Trost noch die Liebe, Nähe, Geborgenheit und Verspieltheit, das Abenteuer oder die leidenschaftliche Hingabe zur Verfügung, die mit Sex einhergehen können. Auch wenn wir äußeren Umständen die Schuld daran zuweisen können, kann uns nur dann etwas entzogen werden, wenn wir uns dafür entscheiden. Deshalb ist es wichtig, der Frage nachzugehen, was uns dazu gebracht hat, die Tür zum Sex zu verschließen. Was war uns wichtiger als Sex? Welche Verletzung, welche Klage, welcher Groll, welcher Akt der Rache hat uns dazu gebracht, ausgerechnet diese Tür zu schließen? Unser scheinbarer Wunsch nach Sex wird durch eine andere heimliche Tagesordnung oder einen verborgenen Anteil unseres Bewusstseins vereitelt, der ein anderes Ziel hat.

Interpretation der Karte

Wenn du die Karte der *Dürre* ziehst, solltest du der Frage nachgehen, welchen Zweck ein Mangel an Sex für dich erfüllt. Je bewusster du dir deiner heimlichen Tagesordnung wirst, umso mehr erkennst du, dass es sich dabei um eine Form von Rache, einen Glauben an die Tugendhaftigkeit von Mangel, Selbstangriff oder den Versuch handelt, eine Schuld zu tilgen. Du erkennst, dass das oberste Ziel, glücklich zu sein, damit nicht erreicht werden kann. Triff heute eine neue Entscheidung. Öffne die Tür und fege die Spinnweben hinaus. Wenn du dich öffnest, um zu empfangen, erscheint der Gebende.

75
Besonderheit

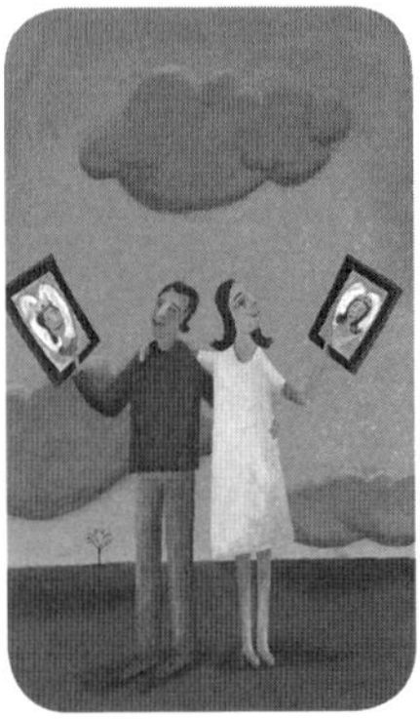

Besonderheit ist eine vorgetäuschte Form von Liebe, die Verbundenheit zerstört, weil sie uns wichtiger ist als unser Partner oder unsere Beziehung. Besonderheit macht andere Menschen zu Geiseln unseres Bedürfnisses nach einer besonderen Behandlung. Wir halten Besonderheit für Liebe, während sie in Wirklichkeit eine heimtückische Form des Schwelgens ist.

Besonderheit fordert – mehr oder weniger subtil – von anderen Menschen, dass sie sich ungeachtet ihrer eigenen Bedürfnisse oder Ziele so um uns kümmern, wie wir es gewohnt sind. Weil eine Beziehung die beste Möglichkeit ist, Liebe, Glück und den Himmel auf Erden zu erleben, denkt das Ego sich natürlich etwas aus, um uns zu verwirren – etwas, das gefälscht ist und mit Liebe verwechselt werden kann. Das Ego bedient sich der *Besonderheit*, um eine Beziehung, die ein Weg der Transformation hin zu Liebe und Glück sein sollte, in eine Falle zu verwandeln.

Interpretation der Karte

Wenn du diese Karte ziehst, bist du aufgefordert, dir die Frage zu stellen, ob du verlangst, dass andere Menschen dir eine besondere Behandlung zuteilwerden lassen. Dieses Verhalten kann dich nicht glücklich machen. Es steht der Liebe im Weg und nimmt dir die Möglichkeit, dich weiterzuentwickeln und dich wohl in deiner Haut zu fühlen. *Besonderheit* vergleicht dich mit anderen Menschen und Vergleiche führen immer zu Schmerz und Unsicherheit. Diese Karte weist dich darauf hin, dass du nicht wirklich gibst oder empfängst, sondern einen Vertrag mit deinem Partner eingehen willst, dem zufolge er dich auf eine bestimmte Art und Weise behandeln muss, damit du dich wichtig fühlst. Worauf es ankommt, ist, dass du Liebe gibst und empfängst, statt eine Sonderbehandlung erreichen zu wollen. Du sabotierst deine Beziehung, wenn du Wert auf die falschen Dinge legst. Nun ist es an der Zeit, den Unterschied zwischen *Besonderheit* und Liebe herauszufinden. Es ist an der Zeit, dich auf die wahre Bedeutung von Liebe und Partnerschaft einzulassen.

76
Problem

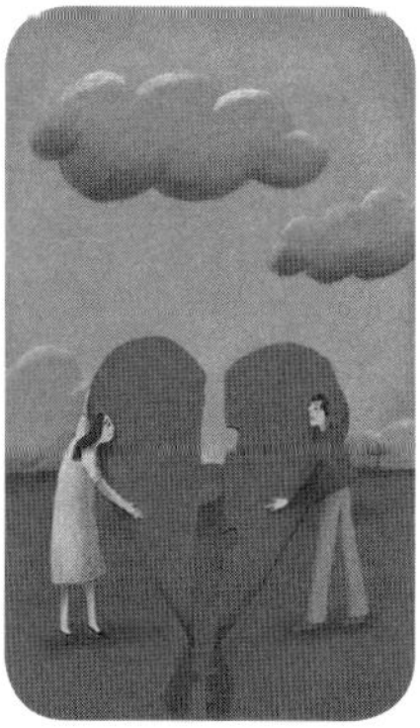

Ein Problem bedeutet, dass etwas geschehen ist oder geschehen wird, das uns daran hindern soll, eine klare Entscheidung zu treffen. Es spiegelt einen Konflikt in uns wider, der nach außen projiziert wird. Wir haben das Selbstvertrauen für den nächsten Schritt verloren und das Problem soll uns aufhalten, bis wir bereit sind, ihn zu gehen.

Wir leugnen, dass ein *Problem* uns in irgendeiner Weise verletzen kann, wenn wir es mit der heilenden Gabe einer wahrhaft positiven Einstellung betrachten. Diese Form der Leugnung ist ein Prinzip der Heilung: Was uns daran gehindert haben könnte, den nächsten Schritt zu gehen, wird nun zu einer Lernsituation. Wenn wir uns weigern, ein *Problem* als ein Hindernis für den Frieden zu sehen, können wir es als Mittel zum Frieden betrachten. Überall dort, wo wir die Kraft unseres Geistes vertrauensvoll einsetzen, wird sie zu einem positiven Ergebnis führen.

Interpretation der Karte

Wenn du diese Karte ziehst, mache dir bewusst, worin das *Problem* besteht, und dann leugne die Macht, die es über dich hat. Setze dein Vertrauen in das *Problem* und löse es auf, sodass es kein *Problem* gibt, sondern nur etwas, das du lernen oder mit dem du umgehen musst. Wenn du es als Mittel zum Frieden siehst, wird es sich als ein Mittel zum Frieden entwickeln. Verpflichte dich dem nächsten Schritt in deinem Leben, denn auf einer bestimmten Ebene verkörpert jedes *Problem* unsere Angst davor, den nächsten Schritt zu gehen. Mangelndes Selbstvertrauen hält dich bei jedem *Problem* zurück, aber das Selbstvertrauen, das du brauchst, um mit dem nächsten Schritt umzugehen, wird dir geschenkt, wenn du ihn gehst. Alle Menschen haben Probleme. Wenn wir keine Probleme hätten, wären wir alle im Aufstieg begriffen. Es liegt allerdings in unserer Natur, jede Begrenzung zu überschreiten, bis es in einer fernen Zukunft endlich keine Begrenzungen mehr für die Menschheit geben wird.

77
Benutzen

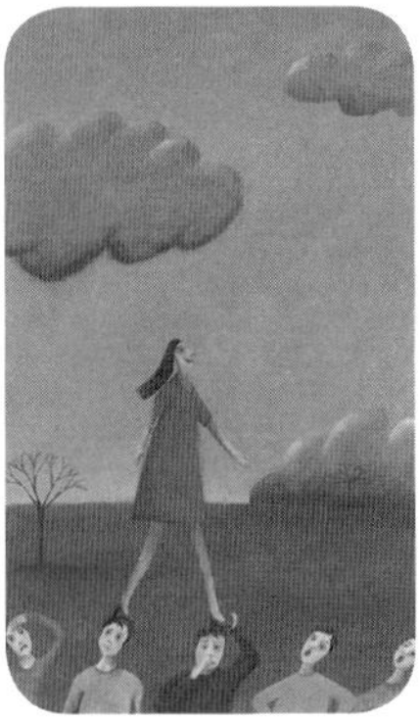

Wir benutzen andere Menschen, weil wir glauben, dass wir leer und bedürftig sind und dass niemand uns etwas gibt. Also nehmen und benutzen wir, obwohl es uns nie wirklich befriedigen kann. Benutzen ist gleichbedeutend mit Faulheit. Wir wollen keine Brücken bauen und nicht an unserer Heilung arbeiten. Wenn wir benutzen, glauben wir nicht an uns oder unsere eigene Würdigkeit, sodass wir manipulieren, um etwas zu bekommen.

Wir erkennen nicht, dass *Benutzen* nur noch mehr Leere erzeugt. Freude können wir nur erfahren, wenn wir von uns selbst geben und empfangen. Jede andere Handlungsweise betrügt uns und macht uns ebenso sehr zum Objekt, wie wir andere Menschen zum Objekt machen. Wenn wir andere Menschen benutzen, geben wir uns dafür her, benutzt zu werden. Wenn wir uns anbieten, können wir dagegen alles wertschätzen und genießen, was uns angeboten wird. *Benutzen* rührt von alten Herzensbrüchen her und führt lediglich dazu, dass diese Gefühle verstärkt werden. *Benutzen* ist der Vorsatz der Manipulation, die nicht zulässt, dass wir uns der Dinge würdig fühlen, die wir genommen haben, und das führt dazu, dass wir doppelt verlieren. Wir sollten in Wirklichkeit die Lektion der Nähe lernen, die uns mit anderen Menschen verbindet. Sie lässt uns empfangen, ist von Dauer, schafft Selbstvertrauen und nährt unser Selbstwertgefühl von innen heraus.

Interpretation der Karte

Diese Karte teilt dir mit, dass es wichtig ist, deine Einstellung und dein Verhalten gegenüber anderen Menschen zu prüfen. Wenn du andere Menschen benutzt oder zu benutzen versuchst, handelst du auf eine selbstsabotierende Weise, die irgendwann zu einem Herzensbruch führt oder dich unfähig macht, Gefühle zu empfinden. *Benutzen* ist der Versuch, auf Kosten eines anderen Menschen zu schwelgen. Es mag dir kurzfristig Gewinn bringen, ist langfristig aber immer mit Verlust verbunden. Lasse das *Benutzen* los und verpflichte dich, stattdessen zu lernen, wie du durch Geben und Empfangen – und vor allem dadurch, dass du von dir selbst gibst – erfolgreich sein kannst.

78
Bedürftigkeit

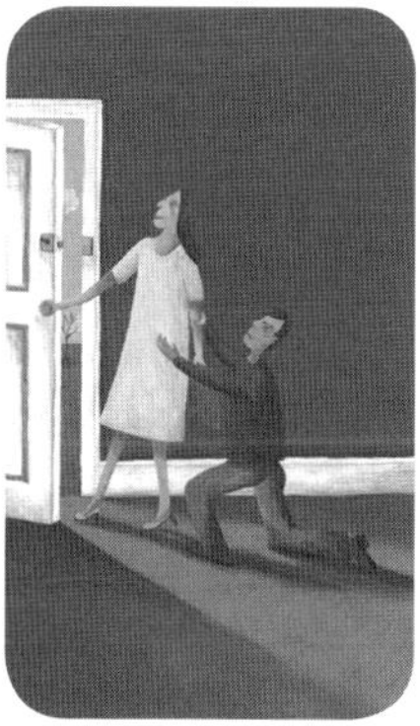

Bedürftigkeit ist eine der großen Fallen in einer Beziehung und ihre Heilung ist die wichtigste Lektion. Bedürftigkeit führt zu einem Machtkampf, der mit Angriff oder Rückzug verbunden ist. Je bedürftiger wir sind, umso unattraktiver werden wir und umso mehr rückt unser Partner von uns ab, hat keine Zeit für uns oder braucht seinen eigenen Raum.

Unsere *Bedürftigkeit* rührt daher, dass wir alle Bedürfnisse, Verletzungen und Bindungsverluste, die wir im Leben erfahren haben, nun unserem Partner oder einem potenziellen Partner gegenüber zum Ausdruck bringen. Wenn wir einen Menschen dazu bringen wollen, unsere Bedürfnisse zu erfüllen, versuchen wir den aus der Vergangenheit herrührenden Schmerz oder Verlust zu lindern, den wir in der Gegenwart erleben. Bedürftiges Verhalten reicht aus, um potenzielle Partner von uns fernzuhalten. *Bedürftigkeit* stößt Menschen ab, weil sie den Anschein erweckt, dass wir von ihnen nehmen wollen. Wir verwechseln unsere drängende *Bedürftigkeit* mit Liebe und stellen Forderungen in ihrem Namen, die die Liebe selbst nicht stellt. Falls wir jemals bemerken, dass unser Partner von uns abrückt, können wir unsere Anziehungskraft zurückgewinnen, indem wir unsere *Bedürftigkeit* loslassen.

Interpretation der Karte

Wenn du diese Karte ziehst, ist es wichtig, deine *Bedürftigkeit* loszulassen, weil sie deinen Partner oder einen potenziellen Partner abstößt. *Bedürftigkeit* will nehmen, kann aber nicht empfangen. Wenn du aus deiner *Bedürftigkeit* heraus nimmst, bist du morgen noch ebenso hungrig. Der einzige Ausweg aus diesem Teufelskreis liegt darin, deine Bedürfnisse zu heilen und deine Anziehungskraft zurückzugewinnen. Ob es dir gelingt, deine *Bedürftigkeit* loszulassen, kannst du daran erkennen, wie dein Partner oder ein potenzieller Partner auf dich eingeht. Kommt er auf dich zu, machst du Fortschritte. Entfernt er sich von dir, machst du Rückschritte. Kommt er nicht näher, hat sich nichts geändert und du hast deine *Bedürftigkeit* nicht losgelassen.

79
Eifersucht

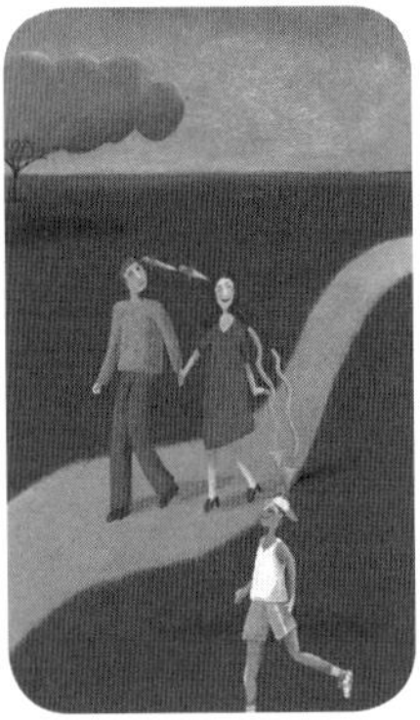

Eifersucht entspringt der Unsicherheit, die wir benutzen, um unseren Partner zu unserer Geisel zu machen. Sie ist besonders schmerzhaft, denn sie besteht aus vielen negativen Emotionen wie altem Herzensbruch, Unwürdigkeit und Verlust. Eifersucht ist die sichtbare Folge unserer mangelnden Verpflichtung, auch wenn unsere Bedürftigkeit sich gerne als Liebe präsentiert.

Das Bedürfnis nach einem anderen Menschen ist keine Verpflichtung, sondern eine Form des Nehmens. Obwohl wir *Eifersucht* manchmal als Maßstab dafür ansetzen, wie sehr wir einen Menschen lieben, ist sie viel eher ein Maßstab für die Wankelmütigkeit, die sich unter unseren Bedürfnissen verbirgt. Es gibt nur einen Weg, mit *Eifersucht* erfolgreich umzugehen, und er besteht darin, sie zu heilen. Das heißt, dass wir mit unserem Partner kommunizieren müssen, ohne ihn durch unsere Gefühle bestrafen oder kontrollieren zu wollen. Wir müssen loslassen, vergeben, uns verbinden, vertrauen, akzeptieren, uns verpflichten. So werden Schicht um Schicht die alten schmerzhaften Gefühle geheilt. *Eifersucht* ist so unangenehm, dass wir unsere abhängigen, angsterfüllten, verletzten und unwürdigen Gefühle begraben, um von ihnen unabhängig zu sein, damit sie uns in einer Beziehung nicht verletzen können. Unser Schmerz verschwindet jedoch nicht. Das Maß unserer Unabhängigkeit entspricht dem Maß, in dem wir diese unerfüllten Bedürfnisse und alten Schmerz in uns tragen.

Interpretation der Karte

Es ist an der Zeit, diese Schicht durch echte Kommunikation zu überwinden und zu heilen. Wenn dein Partner eifersüchtig ist, gib ihm ein Gefühl der Sicherheit, denn nur deine eigene *Eifersucht* kann schlimmer sein als die *Eifersucht* deines Partners. Der abhängige Partner hat es mit der *Eifersucht* beider Partner zu tun. Wenn du deinem Partner ein guter Partner bist, indem du dich ihm öffnest und ihm immer wieder ein Gefühl der Sicherheit gibst, dann ist er auch dir ein guter Partner, wenn du einmal abhängig und eifersüchtig bist. Wenn du dich deinem Partner verpflichtest, wird der Schmerz geheilt und ihr gelangt beide auf eine neue Ebene voran.

80
Angst

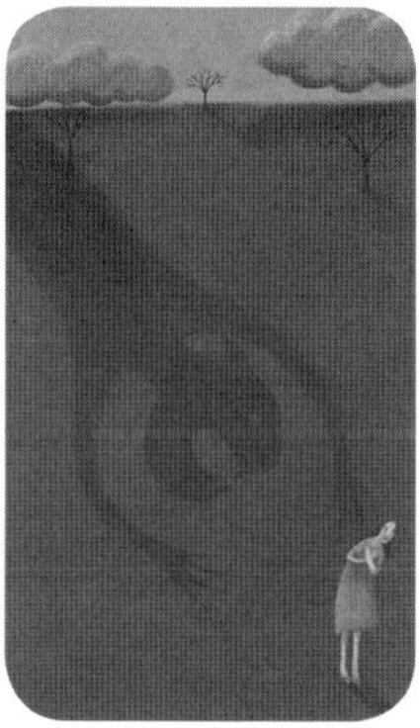

Angst lähmt uns und hindert uns daran, den nächsten Schritt zu gehen. Sie lässt uns in einen Kampf-oder-Flucht-Reflex verfallen. Angst versetzt uns an einen Ort, an dem wir uns getrennt fühlen. Wir urteilen und senden Angriffsgedanken aus. Irgendwann haben wir das Gefühl, dass diese Energien zu uns zurückkehren, uns ängstigen und bedrohen.

Wir erkennen nicht, dass *Angst* – wie alle Emotionen – von innen kommt und sowohl unser Selbstvertrauen als auch unsere Fähigkeit sabotiert, auf uns selbst zu hören, um die *Angst* zu heilen oder zu transformieren. Jede Situation kann aus einem wahren Blickwinkel betrachtet werden, in dem *Angst* und Aufregung verschwinden. Wenn wir unsere Einstellung ändern und unser Urteil loslassen, löst sich die *Angst* auf. *Angst* hindert uns daran, uns zu zeigen, etwas in Gang zu setzen, zu kommunizieren oder offen zu sein, wenn die Zeit reif dafür ist. Weil wir *Angst* haben, versäumen wir die Gelegenheit zu Verabredungen, Spaß, Sex, Nähe, Partnerschaft, Verbindung, Verpflichtung und Liebe. *Angst* ist der Glaube, dass wir allein sind, bedroht werden, etwas verlieren oder zu Schaden kommen könnten. Sie ist eine falsche Annahme auf der elementarsten Ebene, die geheilt und transformiert werden kann. *Angst* halbiert unsere Stärke. Sie steht unserer Intuition und unserem höheren Bewusstsein dort im Weg, wo wir einen Ausweg hätten sehen können.

Interpretation der Karte

Diese Karte zeigt, dass du dich zu einer Zeit klein machst, in der du dich zeigen und erfolgreich sein könntest. Es ist an der Zeit, die Gegenmittel zum Einsatz zu bringen, die deine *Angst* heilen. Dazu gehören Liebe, Vergebung, Bereitschaft, Mut, Loslassen, Vertrauen, Geben und Verpflichtung. Gib dein Urteil und deinen Widerstand auf, weil sie deine *Angst* nur verstärken. Höre auf, ein Drehbuch der *Angst* zu schreiben, und schreibe stattdessen eine Geschichte, die von Erfolg, Liebe und Abenteuer handelt.

81
Unersättlichkeit

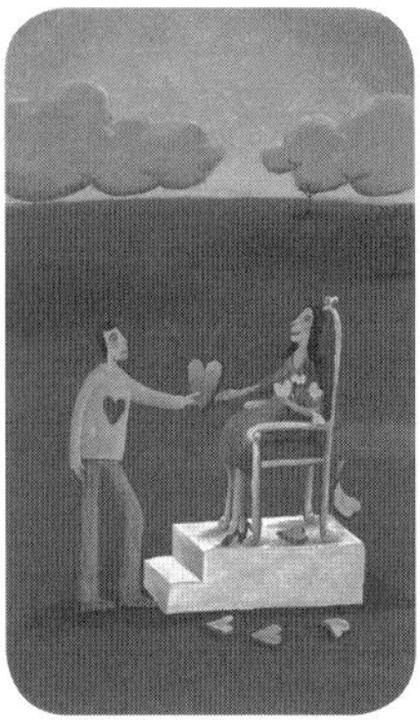

Unersättlichkeit heißt, dass wir uns in einer Situation befinden, in der wir nach Liebe, Aufmerksamkeit, Sex und Anerkennung suchen, aber niemals genug davon bekommen, um uns zufriedenzustellen. Manchmal ist jemand in unserem Umfeld bedürftig, aber seine Bedürftigkeit spiegelt in Wirklichkeit nur einen verborgenen Selbstanteil wider, den wir kompensiert haben.

Unersättlichkeit bekommt niemals genug. Sie vertreibt andere Menschen über kurz oder lang, weil sie unsere Bedürfnisse niemals erfüllen können und wir sie auf einer bestimmten Ebene lediglich „konsumieren" wollen. Sie können unsere Liebe nicht fühlen, weil das, was wir von ihnen nehmen oder bekommen wollen, sich in den Vordergrund drängt. Wir wollen etwas, das sie besitzen, zu unserer Quelle machen, erreichen aber nur, dass wir sie zu einem Götzen machen, der meist das Ende der Beziehung bedeutet. Unser unersättlicher Selbstanteil setzt unsere Anziehungskraft herab. Er kommt von alten Bedürfnissen her, die wir in eine gefräßige Habgier gelenkt haben.

Interpretation der Karte

Wenn du die Karte der *Unersättlichkeit* ziehst, wird dir die Möglichkeit gewährt, etwas zu erkennen und zu berichtigen, das eine äußerst zerstörerische Wirkung auf deine Beziehungen haben kann. Es ist an der Zeit, dir diesen Selbstanteil bewusst zu machen und ihn zu heilen. Vergib in einem ersten Schritt dir selbst und allen Menschen in deiner Umgebung, die dieses Drehbuch möglicherweise ebenfalls ausagieren. Bediene dich der Kommunikation, um über die drängende und getriebene Bedürftigkeit, die dich so hungrig macht, zu sprechen und sie – Schicht um Schicht – zu heilen. Lasse sie möglichst umfassend los. Wenn du dich ihrer Heilung verpflichtest, gewinnst du anstelle der *Unersättlichkeit* deine Anziehungskraft zurück.

82
Festhalten

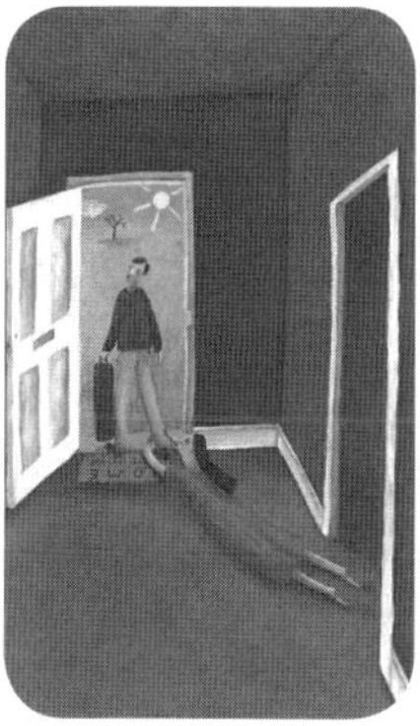

Festhalten ist der Versuch, in der Vergangenheit zu leben, statt loszulassen und an einen besseren Ort voranzugehen. Aufgrund der Dinge, die geschehen sind, haben wir ein grundlegendes Misstrauen in den Prozess des Lebens, aber wenn wir nicht loslassen, verlieren wir unsere Anziehungskraft, werden abhängig und wenden uns dem Tod statt dem Leben zu.

Wenn wir an einer alten Beziehung festhalten, stellen wir uns der Möglichkeit einer neuen und besseren Beziehung effektiv in den Weg. Wir verlieren einen Menschen, mit dem wir uns in einer Beziehung befinden, weil unser Bewusstsein gespalten ist. Manchmal haben wir den Selbstanteil, der die Beziehung beenden wollte, sogar vor uns selbst verborgen. Wenn unser Partner uns verlässt, leidet und trauert der Anteil von uns, der die Beziehung aufrechterhalten wollte, und weigert sich, den nächsten Schritt zu gehen. Es ist wichtig, die gegensätzlichen Anteile unseres Bewusstseins zu integrieren, weil wir anderenfalls in Verlust und Herzensbruch und im *Festhalten* stecken bleiben, ohne den Anteil, den wir vor uns selbst verborgen haben, jemals anzuerkennen. Wenn wir unseren Partner, die Beziehung zu ihm und alle zerschlagenen Träume loslassen, wird in unserem Leben ein Neuanfang möglich. Wenn wir loslassen, kann unser Partner auf einer neuen Ebene paradoxerweise zu uns zurückkehren oder es erscheint jemand, der das nächste Stadium in unserem Leben verkörpert. Loslassen ist einer der schnellsten Wege zu persönlichem Wachstum. Wir halten einfach nicht länger an unseren Verhaftungen oder Fantasievorstellungen fest. So öffnen wir uns dem Leben und gehen den nächsten Schritt, damit das Leben sich neu entfalten kann.

Interpretation der Karte

Du hältst an einem anderen Menschen oder an einer Sache auf eine Weise fest, die dein Leben einengt, und benutzt sie, um dich zurückzuhalten. Das ist keine Liebe, sondern Bedürfnis und Anhaftung, die Beziehungen zerstören. Nun hast du die Möglichkeit, sie zu klären und eine wesentlich gesündere und glücklichere Beziehung zu genießen.

83
Sich ungewollt fühlen

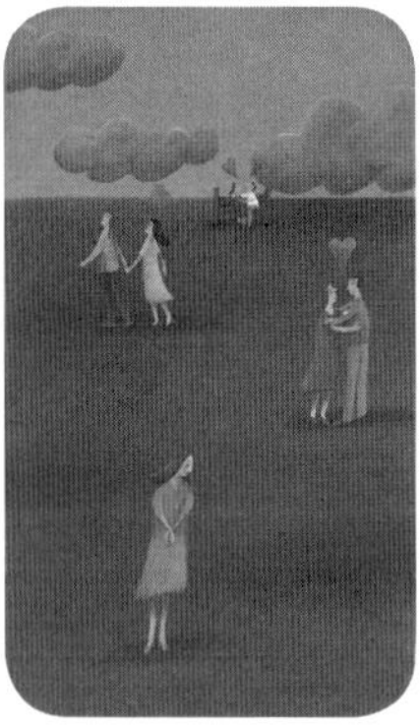

Das Gefühl, nicht gewollt zu werden, rührt daher, dass wir uns ungeliebt fühlen. Wenn wir uns ungewollt fühlen, ziehen wir uns von unserem Partner zurück, sind zu „cool" oder geben uns zu viel Mühe. Dieses Verhalten ist selbstsabotierend und verprellt unseren Partner. Wenn wir uns ungewollt fühlen, werden einige unserer Bedürfnisse nicht erfüllt, und das lässt uns glauben, dass wir nicht geliebt werden.

Das Gefühl, ungewollt zu sein, rührt von einem alten Muster her, das in der Zeit zwischen unserer Empfängnis und unserem dritten Lebensjahr entsteht. Es fußt auf einer falschen Wahrnehmung und Deutung von Ereignissen, die uns glauben lassen, dass unsere Eltern uns gewollt hätten, wenn sie Selbstvertrauen, Liebe und Findigkeit besessen hätten. Also deuten wir ihren Schmerz und ihre Angst, Schuld, Verletztheit und Scham dahingehend, dass sie uns nicht gewollt haben. Das hat zur Folge, dass wir andere Menschen zurückweisen und uns dann von ihnen zurückgewiesen und nicht gewollt fühlen. Wenn wir die Ereignisse aus der Vergangenheit im Licht wahren Verstehens betrachten, können wir erkennen, dass wir liebenswert und unwiderstehlich sind. Wenn wir uns ungewollt fühlen, hat meist auch unser Partner das Gefühl, ungewollt zu sein, kompensiert es aber durch scheinbare Unabhängigkeit oder Dissoziation und erkennt somit vielleicht nicht, dass er uns verletzt. Außerdem reagiert er auf unser Drängen und unsere Bedürftigkeit. Selbst wenn unser Verhalten nicht offenkundig ist, spürt er unsere bedürftige Energie und entfernt sich von uns. Weil er seine eigene Bedürftigkeit ablehnt, kann er auch unsere Bedürftigkeit nicht ertragen. Das Gefühl, ungewollt zu sein, sabotiert unsere Beziehung.

Interpretation der Karte

Diese Karte fordert dich zu der Erkenntnis auf, dass du ein selbstsabotierendes Verhalten zeigst, das von alten Missverständnissen herrührt. Finde die Gefühle der Liebenswürdigkeit und der Unwiderstehlichkeit, die sich unter dem Gefühl, ungewollt zu sein, verbergen. Nimm sie an und stelle dir vor, dass du sie in der Zeit mit deinen Eltern teilst, in der du geglaubt hast, dass sie dich nicht wollten. Das befreit dich von allem Schmerz.

84
Angst vor Verpflichtung

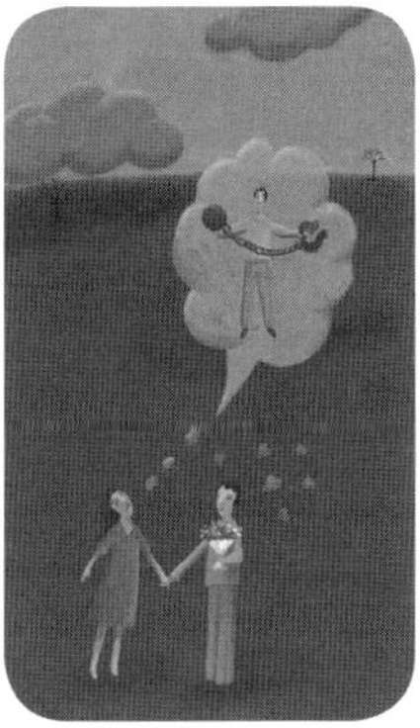

Angst vor Verpflichtung hält sowohl unsere Beziehungen als auch uns davon ab, uns weiterzuentwickeln. Sie kann von uns oder von unserem Partner ausagiert werden. Angst vor Verpflichtung rührt von unserer Sorge vor einem möglichen Herzensbruch oder Verlust in der Zukunft her.

Angst vor Verpflichtung rührt von der Sorge her, dass wir in der Zukunft etwas verlieren könnten, das wir für unverzichtbar halten, wie beispielsweise unsere Eigenständigkeit, Freiheit, Genuss oder Sex. Unser Ego will uns daran hindern, uns zu verpflichten, weil es das Prinzip der Trennung, der Konkurrenz und der Besonderheit ist, die jeder Verbindung im Weg stehen. Unser Ego will, dass wir verzweifelt nach Liebe suchen, sie aber niemals finden. Es baut seine Macht auf Angst, Schuld und Machtkampf auf. Was sollte es mit Liebe oder Verpflichtung anfangen? *Angst vor Verpflichtung* entspringt letztlich der Überzeugung, dass wir nicht gut genug sind, und dem Gefühl, dass weder wir noch jemand anderer ununterbrochener Aufmerksamkeit wert sind.

Interpretation der Karte

Diese Karte zeigt, dass du Angst hast, dich für einen Menschen zu entscheiden und dich ihm uneingeschränkt hinzugeben. Verpflichtung zerstreut Zweifel und offenbart die Wahrheit deiner Beziehung. Eine unwahre Beziehung ist rasch zu Ende, ohne dass die Partner sich schlecht fühlen oder verletzt sind, sodass ein wahrer Partner erscheinen kann. Verpflichtung kann also das klären, wovor du dich fürchtest. Wenn du dich deinem Partner verpflichtest, stellst du fest, dass du ein noch höheres Maß an Freiheit besitzt und dich noch stärker auf die Dinge ausrichten kannst, auf die es im Leben ankommt. Was du an Erfahrungsbreite aufgibst, kannst du durch die Höhe und Tiefe deiner Beziehung und durch die Bedeutung, die sie deinem Leben verleiht, unmittelbar ausgleichen.

Teil II
Die Befragungen

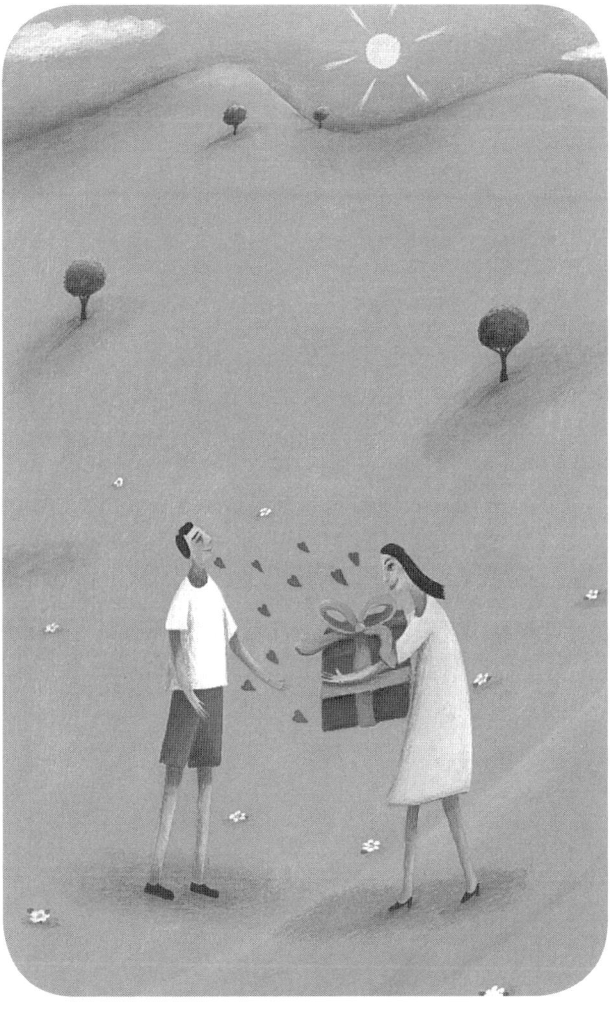

Tipps zu den Befragungen

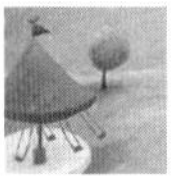

1 Eine positive Karte in einer negativen Kategorie bedeutet, dass es kein Problem gibt. Wenn du bei der Befragung zu Einflüssen aus der Vergangenheit zum Beispiel die Karte *Liebe* in der Kategorie Chronisches Problem ziehst, liegt eine Gnadenkarte inmitten einer Problemkategorie. Das bedeutet, dass das Problem bereits gelöst wurde.

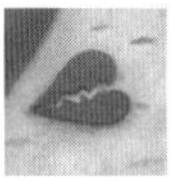

2 Eine negative Karte in einer positiven Kategorie bedeutet, dass du die Fähigkeit besitzt, dieses Problem zu heilen oder Menschen zu helfen, die dieses Problem haben. Ziehst du bei der Befragung zu Einflüssen aus der Vergangenheit beispielsweise *Herzensbruch* an der Position der Seelengabe, dann besteht deine Seelengabe in der Fähigkeit, dieses Problem zu heilen oder anderen Menschen zu helfen, es zu überwinden.

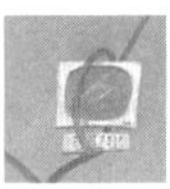

3 Wenn du eines der am Ende des Buches beschriebenen Prinzipien der Heilung einsetzt, um dort, wo du eine negative Karte gezogen hattest, ein Gefühl des Friedens wiederherzustellen, kannst du – wenn du möchtest – anschließend eine weitere Karte ziehen, um herauszufinden, wie sich die Situation entwickelt. Wenn du eine weitere negative Karte ziehst, zeigt sie die nächste Schicht an, die zutage tritt, um geheilt zu werden. Eine positive Karte zeigt dir, in welche Richtung sich die Situation entwickelt, und das Prinzip der Heilung, des Glücks oder der Gnade fordert dich auf, dich darauf einzulassen und es zu empfangen.

Befragung mit drei Karten

Eine Befragung mit drei Karten zeigt dir, was aktuell bei dir vorgeht. Sie ist ein Spiegel deiner gegenwärtigen Beziehung oder zeigt, wie offen du für die Liebe und für eine neue Beziehung bist.

Bei einer Befragung mit drei Karten zeigt die erste Karte, wo du in Bezug auf deine Gefühle oder deine Situation jetzt stehst. Die zweite Karte zeigt, wie es weitergeht. Die letzte Karte steht für das Endergebnis in diesem Zyklus und dafür, wie sich alles entwickelt (sobald du eine positive Karte gezogen oder die durch die Problemkarten aufgezeigten negativen Energien aufgelöst hast). Die Heilungskarten, Glückskarten und Gnadekarten stehen für Bereiche, in denen du erfolgreich bist oder dich weiterentwickelst, während die Problemkarten dir Möglichkeiten der Heilung aufzeigen. Sie sollen dich auf eine negative Situation hinweisen, damit du dich bewusster dafür entscheiden kannst, sie entweder so zu belassen, wie sie ist, oder sie zu heilen.

Du kannst dich zurückziehen, wenn deine Situation darauf hinzudeuten scheint. Das würde heißen, dass du die Beziehung sehr wahrscheinlich benutzt, um dich zurückzuhalten. Du kannst das, was negativ ist, aber auch als Hinweis darauf benutzen, was es zu verändern gilt. Sobald es geheilt und transformiert wurde, spürst du ein Gefühl inneren Friedens. Dann kannst du die Karten so belassen, wie sie sind, oder eine weitere Karte vom Stapel ziehen, um zu sehen, wie sich die Situation entwickelt. Wenn du eine positive Karte ziehst, nimm ihre Energie an. Wenn du eine negative Karte ziehst, kannst du eine weitere Schicht heilen, um diese Herausforderung zu bewältigen. Nachdem du diese negative Karte losgelassen hast, kannst du – wenn du magst – noch eine weitere Karte ziehen.

Beispiele für die Befragung mit drei Karten

Leias Legung
Leia war eine unverheiratete Frau Mitte zwanzig und hatte einen Freund.

Wo du jetzt stehst	Wie es weitergeht	Endergebnis in diesem Zyklus
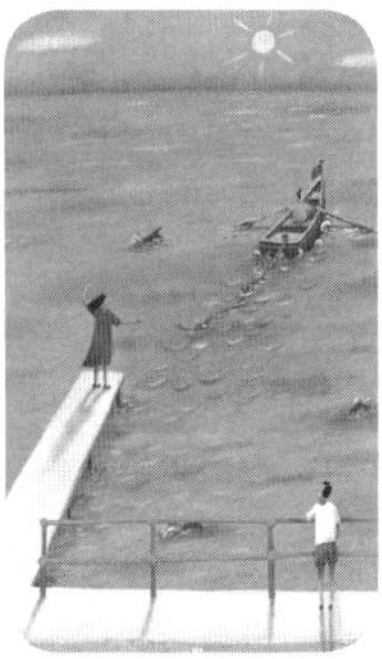	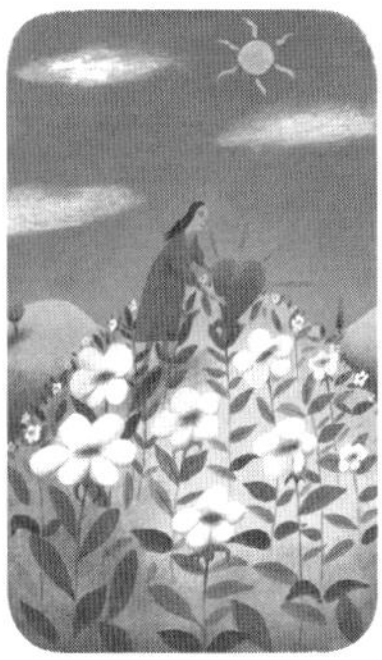	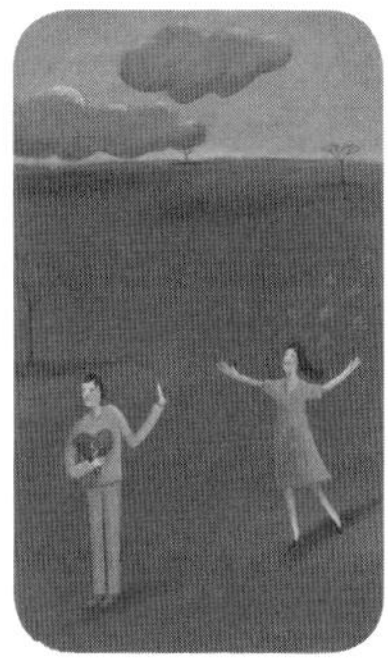
6	36	56
Loslassen	Glück	Alte Wunden

Leia konnte ihre Bedürftigkeit und die Verhaftung an ihren Freund loslassen, dadurch ihre Attraktivität vergrößern und ihre Beziehung erfolgreicher machen. Folglich stand sie im Begriff, eine Zeit des Glücks zu erleben, wie ihre zweite Karte zeigt. Der positive Aspekt, der mit *Glück* einhergeht, bewirkte vermutlich, dass sie als dritte Karte *Alte Wunden* zog, die nächste Ebene oder Bruchstelle, die es zu heilen galt. Da sie bereits die Karte *Loslassen* gezogen hatte, fiel es ihr leicht, ihre alten Wunden – und sogar die mit ihnen verbundenen Gefühle – aufzugeben, bevor sie sich emotional auf sie oder ihren Alltag auswirkten. Sie stellte sich vor, dass sie diese alten Wunden in Gottes Hände legte, und konnte spüren, dass Frieden ihren Platz einnahm.

Lyttons Legung
Lytton war ein junger Mann aus London. Er war Anfang dreißig und hatte eine neue Freundin.

Wo du jetzt stehst	Wie es weitergeht	Endergebnis in diesem Zyklus
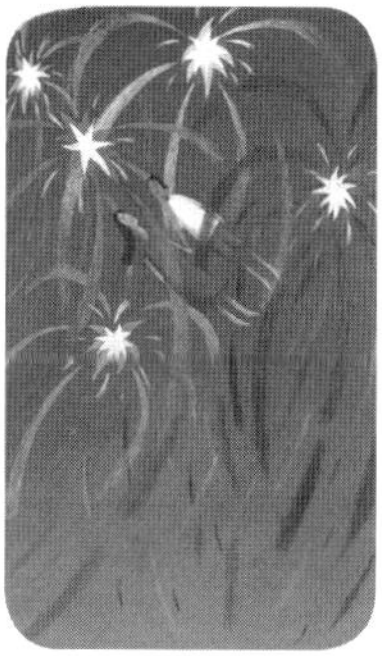	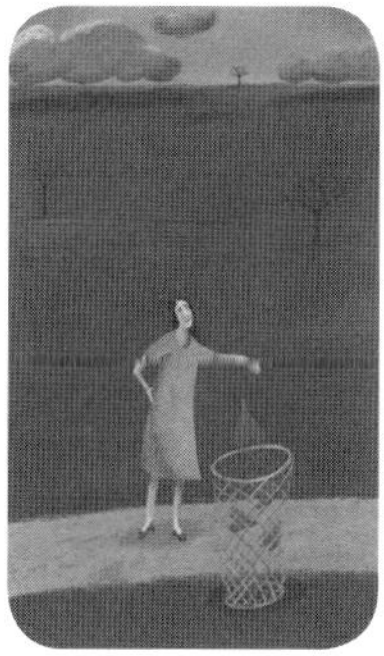	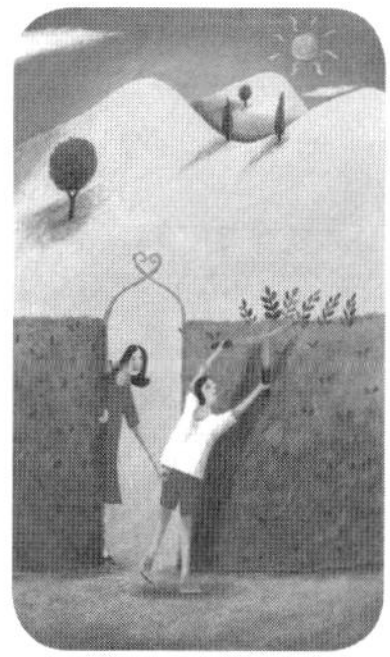
15 Orgasmus	64 Falsche Einstellung	21 Keckheit

Als Lytton seine erste Karte sah, grinste er über das ganze Gesicht und fragte: „Warum noch weitermachen?“ Aber seine Neugierde auf das, was danach kam, war einfach zu groß und er zog eine zweite Karte. Es war *Falsche Einstellung* und das bedeutete, dass ziemlich viel Arbeit vor ihm lag. Lytton sagte, dass er einige Anzeichen dafür bereits an sich bemerkt habe. Er war sehr gerne bereit, sich zu ändern, und so bat ich ihn, sich vorzustellen, inwiefern seine *Falsche Einstellung* ihn dazu brachte, sich von der Liebe und vom Leben zu entfernen. Darauf war er bereit, umzukehren und in eine positive Richtung zu gehen. Zum Abschluss des Zyklus zog er die Karte der *Keckheit*, die einmal mehr seine Begeisterung hervorrief.

Peters Legung
Die nächste Legung war für einen neunzehnjährigen jungen Mann, der zu dieser Zeit keine Freundin hatte. Peter meinte, er sei mit dem College sehr beschäftigt, brachte aber trotzdem den Wunsch nach einer Freundin zum Ausdruck.

Wo du jetzt stehst	Wie es weitergeht	Endergebnis in diesem Zyklus
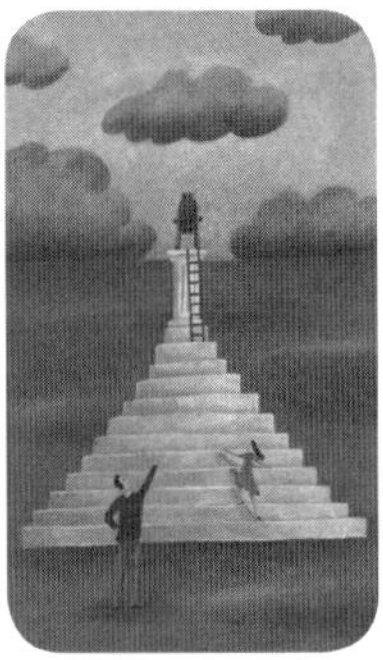	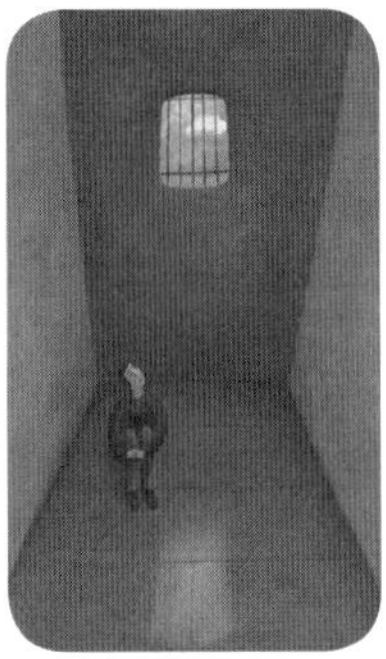	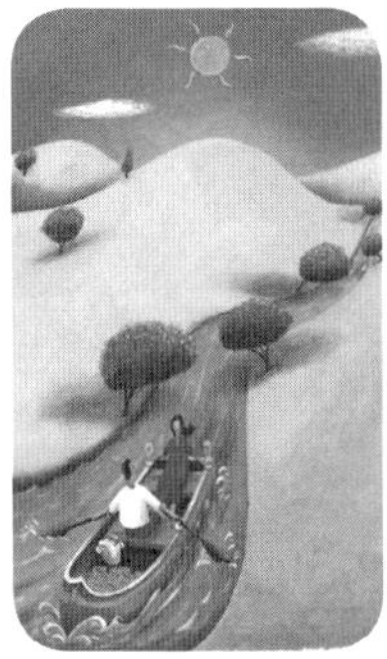
60 Erwartungen	49 Einsamkeit	30 Genuss

Es war leicht, Peter zu motivieren, seine *Erwartungen* loszulassen, nachdem er festgestellt hatte, dass sie Beziehungen im Weg stehen oder sie sogar zerstören können. Wir sprachen über seine *Einsamkeit*, die aufgrund seiner Geschäftigkeit kaum in Erscheinung trat. Er spürte, dass sich ein Gefühl des Friedens einstellte, als er seine *Erwartungen* und seine *Einsamkeit* losließ. Danach konnte er auch die Energie der Karte *Genuss* umarmen.

Marthas Legung
Martha war eine glücklich verheiratete Frau Mitte dreißig. Diese Befragung half ihr, nicht nur mit altem Schmerz aus der Anfangszeit ihrer Beziehung zu ihrem Mann in Berührung zu kommen, sondern auch mit Schmerz, der sich später in ihrer gemeinsamen Beziehungsarbeit zeigte.

WO DU JETZT STEHST

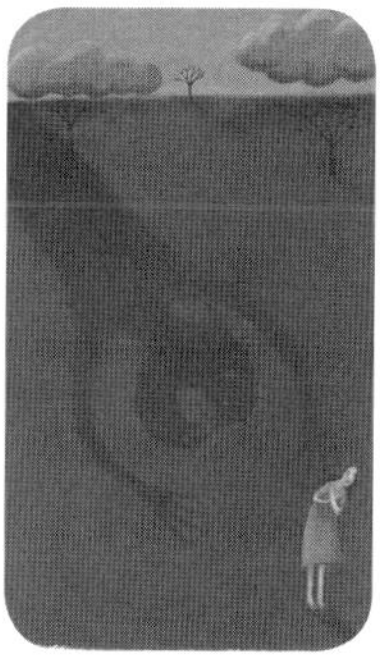

80
Angst

WIE ES WEITERGEHT

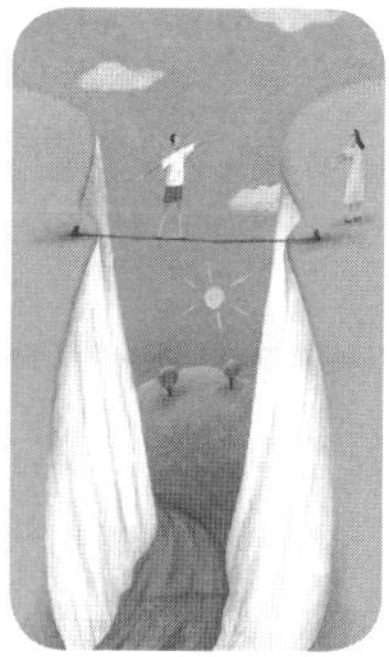

9
Risiko

ENDERGEBNIS IN DIESEM ZYKLUS

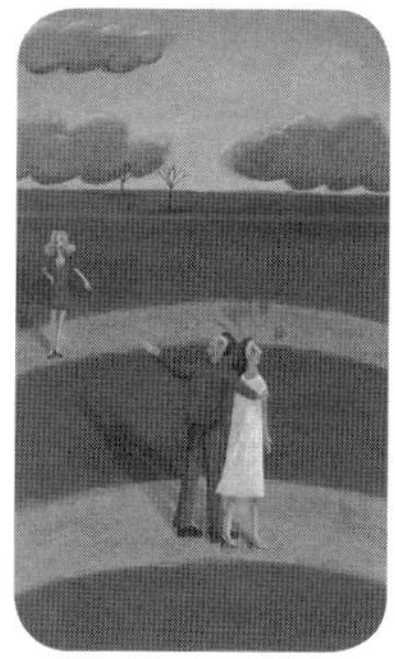

51
Verrat

Nachdem wir daran gearbeitet hatten, dass Martha ihre *Angst* und ihren *Verrat* loslassen konnte, und sie sich etwas besser fühlte, zog sie drei weitere Karten, um herauszufinden, wo sie stand. Der zweite aus drei Karten bestehende Zyklus ist auf der nächsten Seite dargestellt.

Marthas Legung (Fortsetzung)
Der zweite Zyklus bestand aus folgenden Karten:

Wo du jetzt stehst	Wie es weitergeht	Endergebnis in diesem Zyklus
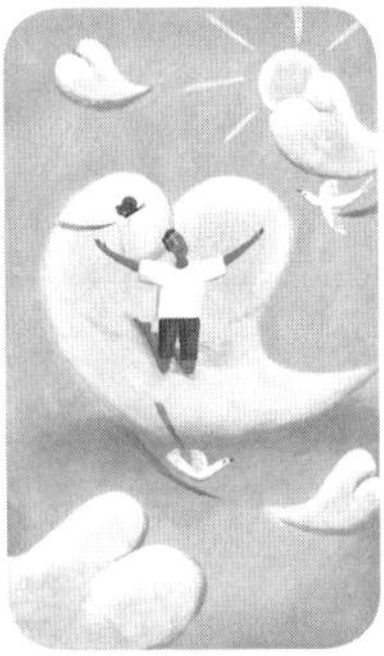	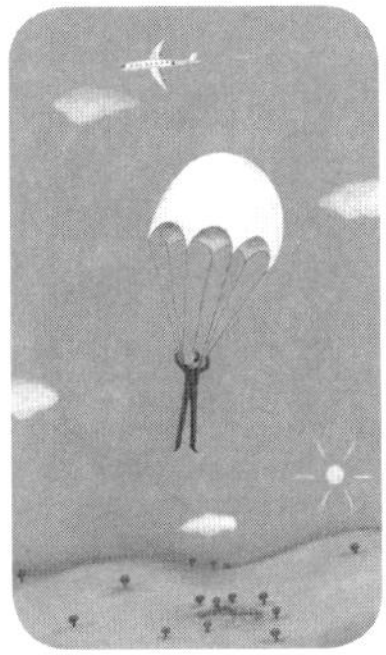	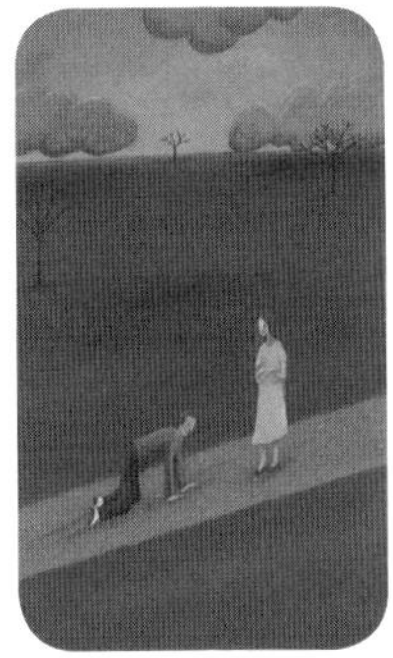
42 Liebe	11 Vertrauen	66 Mangelnder Selbstwert

Martha erkannte, dass das, was sie verletzt hatte und woran sie ihrem Mann die Schuld gegeben hatte, in sehr hohem Maße von ihrem eigenen mangelnden Selbstwert herrührte. Sie ließ das Gefühl teilweise los, wollte aber noch mehr Zeit darauf verwenden, es zu heilen. Die Energie änderte sich rasch und sie gab nicht länger ihrem Mann die Schuld an ihrem alten Schmerz, sondern erkannte ihre eigene Verantwortung, die in ihrem mangelnden Selbstwert begründet lag. Später sagte sie, es komme ihr so vor, als sei zwischen ihr und ihrem Mann eine Mauer eingerissen worden. Sie hatte nicht erkannt, dass sie ihm frühere Fehler zur Last legte, die später in so hohem Maße reaktiviert worden waren, dass sie zu einem Hemmschuh für die Beziehung wurden.

Die Befragung mit drei Karten gab in allen Fällen die Erfahrung der Fragesteller klar wieder, obwohl sie ihnen nur zum Teil bewusst war. Nachdem sie sich ihrer Gefühle, Themen und Gaben bewusster geworden waren, konnten sie negative Energien loslassen und positive Energien verstärken.

Befragung zu wichtigen Bereichen

Diese Befragung ist dazu gedacht, alle Bereiche zu prüfen, die in deiner jetzigen oder einer potenziellen Beziehung für dich von Interesse sein könnten. Positive Karten stehen für deine Gaben und deine Anziehungskraft, während negative Karten für die Dinge stehen, die es zu ändern gilt, um diese Bereiche erfolgreich zu machen. Mit dieser Befragung kannst du alle Bereiche in deiner Beziehung anschauen, die du einer genaueren Prüfung unterziehen möchtest, ob mit Blick auf das, was jetzt geschieht, oder auf das, was geheilt werden muss, damit ein bestimmter Bereich erfolgreich sein kann. Du kannst zum Beispiel die folgenden Kategorien untersuchen: Liebe, Verliebtheit, Kommunikation, Sex, Abenteuer, Geld, Glück, Spaß, Erfolg oder Wachstum. Du kannst aber auch jeden anderen Bereich hinzufügen, den du gerne einer näheren Prüfung unterziehen möchtest. Dies ist die einzige Befragung, bei der negative Karten in positiven Kategorien tatsächlich eine negative Bedeutung haben und nicht für die Fähigkeit stehen, diesen Zustand zu heilen.

POSITIV

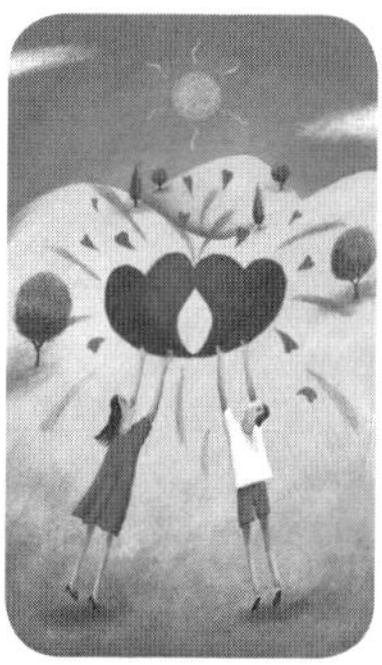

23
Sich verlieben

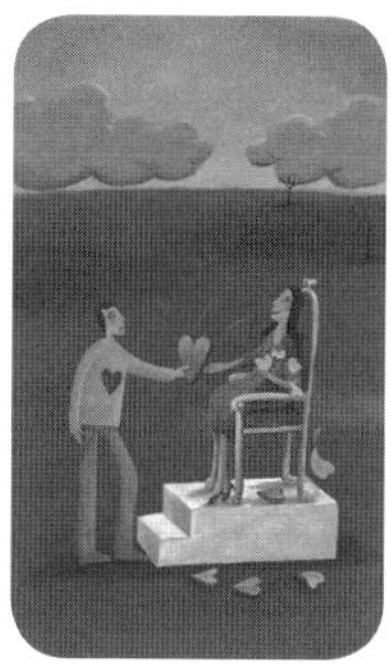

81
Unersättlichkeit

NEGATIV

Beispiel für die Befragung zu wichtigen Bereichen

Connies Legung
Connie hatte gerade ihr Studium am College begonnen. Sie hatte kürzlich einen Mann kennengelernt, an dem sie interessiert war, und wollte das Potenzial der Beziehung herausfinden. Sie entschied sich für die folgenden sieben Kategorien, um sie einer Prüfung zu unterziehen.

Sex

1

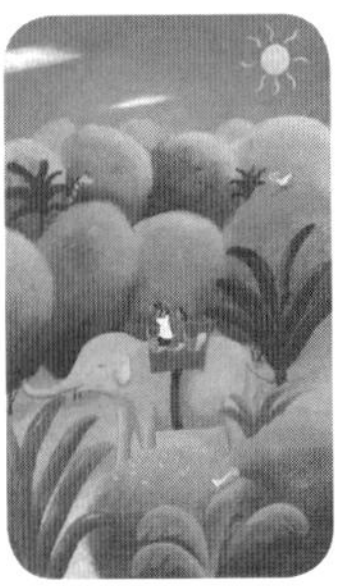

28
Abenteuer

Wahrheit der Beziehung

2

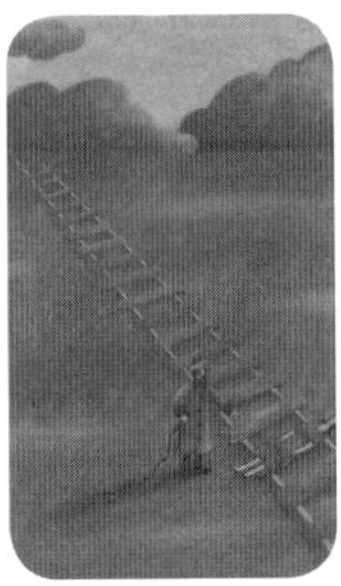

48
Bösewicht

Aufgabe der Beziehung

3

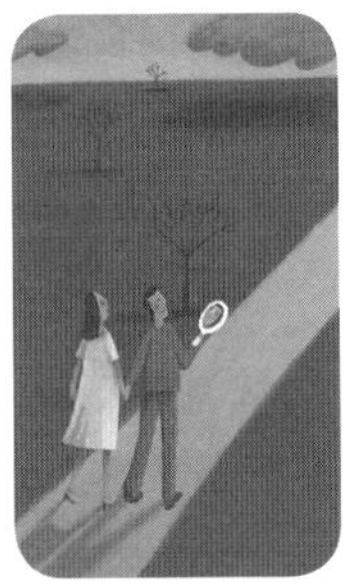

67
Selbstbefangenheit

Gaben

4

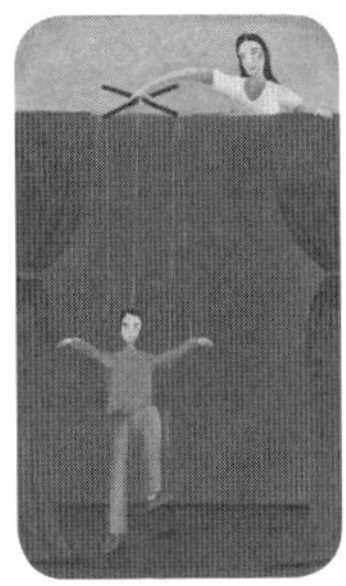

72
Manipulation

Spass

5

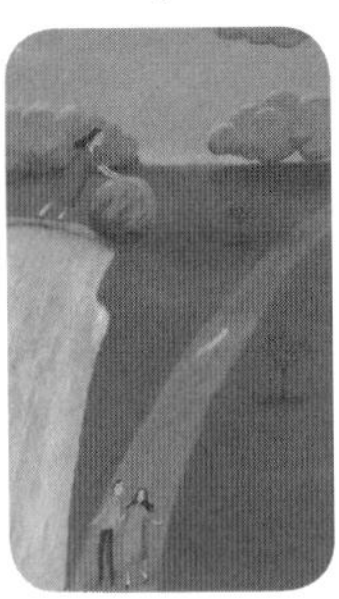

54
Rache

Wachstum

6

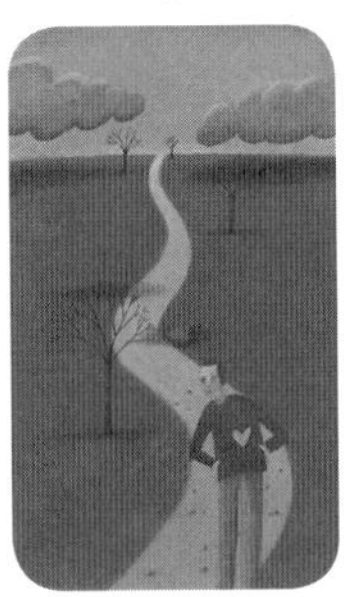

47
Verlust

Liebe

7

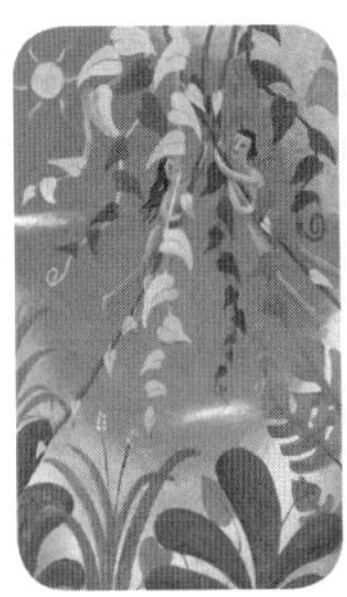

32
Erotik

Connie freute sich über die Karte *Abenteuer* in ihrer ersten Kategorie SEX. Die Karte *Bösewicht* in der Kategorie WAHRHEIT DER BEZIEHUNG machte sie dagegen ein wenig betroffen. In der Kategorie AUFGABE DER BEZIEHUNG zog Connie die Karte *Selbstbefangenheit*. Das hieß, dass die Aufgabe ihrer Beziehung darin bestand, sie zur Heilung dieses Themas zu befähigen. In der Kategorie GABEN zog sie die Karte *Manipulation*. Das hieß, dass ihre Gaben im Moment durch Manipulation blockiert wurden. Die Karte *Rache* in der Kategorie SPASS zeigte, dass der Spaß des Paares durch Rache vereitelt werden würde. In der Kategorie WACHSTUM zog Connie die Karte *Verlust*, die darauf hindeutete, dass es in der Beziehung wenig Hoffnung auf Wachstum gab, bis das Gefühl des Verlustes losgelassen wurde. In der Kategorie LIEBE zog Connie die Karte *Erotik*, die für die Möglichkeit stand, Liebe durch Sex zu kommunizieren.

Angesichts dessen, was ihr die Karten mitteilten, sah Connie das einzige echte Potenzial der Beziehung im Bereich Sex. Die Befragung hatte eine recht ernüchternde Wirkung auf sie, weil sie der Beziehung ein größeres Potenzial eingeräumt hatte. Andererseits war sie froh, dass sie vor unerwarteten bösen Überraschungen sicher war.

Befragung zum Potenzial einer Partnerschaft

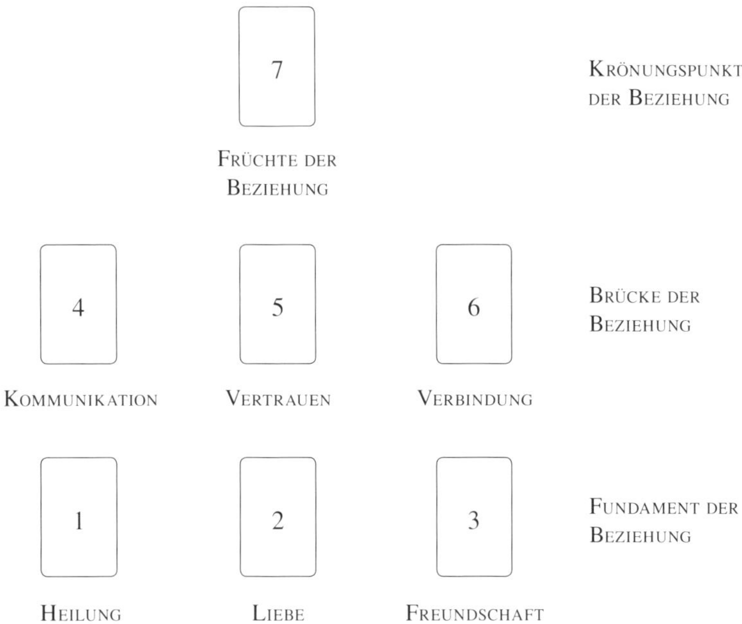

Bei dieser Befragung, die etwa die Form eines Hauses hat, ziehen beide Partner jeweils eine Karte für jede Kategorie. Wenn ein Partner nicht an der Befragung teilnimmt, kann der andere Partner beide Karten für jede Position ziehen. Die Karten zeigen, welches Potenzial die Beziehung in zentralen Bereichen besitzt. Beginnend mit dem Fundament der Beziehung in der unteren Reihe zeigen sie die Stärke der Beziehung in den Bereichen HEILUNG (Bereitschaft zu Wachstum und Veränderung, um die Beziehung voranzubringen), LIEBE und FREUNDSCHAFT (Potenzial für Freude, Unterstützung und Spiel).

Die Brücke der Beziehung in der mittleren Reihe zeigt das Potenzial, das der Beziehung innewohnt, wenn es darum geht, auf den Partner zuzugehen und sich mit ihm zu verbinden. Sie besteht aus den Bereichen KOMMUNIKATION (ein wichtiges Werkzeug, um Brücken in einer Beziehung zu bauen), VERTRAUEN (die Fähigkeit beider Partner, die Kraft ihres Geistes für den Aufbau der Beziehung einzusetzen, treu zu sein und Selbstvertrauen zu entwickeln) und

Verbindung (das Potenzial, sich dem Partner mitzuteilen, sich ihm zu öffnen, zu genießen und die Beziehung gemeinsam aufzubauen).

Der Krönungspunkt in der oberen Reihe zeigt die Früchte der Beziehung (die Gaben, die sie gegenwärtig bereithält).

Beispiel für die Befragung zum Potenzial einer Partnerschaft

Bens und Marys Legung

FRÜCHTE DER BEZIEHUNG

7

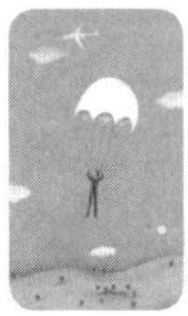

BEN
11
Vertrauen

7

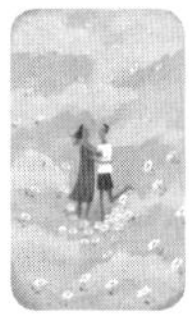

MARY
39
Freude

KOMMUNIKATION

4

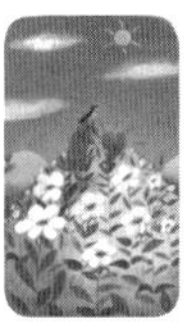

BEN
36
Glück

4

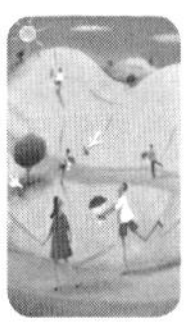

MARY
37
Unwiderstehlichkeit

VERTRAUEN

5

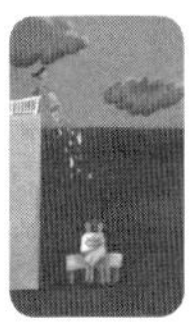

BEN
44
Zynismus

5

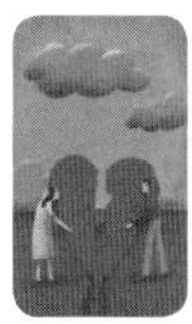

MARY
76
Problem

VERBINDUNG

6

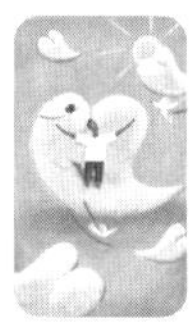

BEN
42
Liebe

6

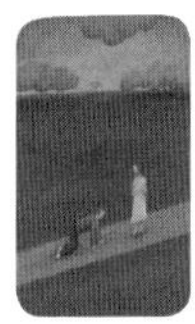

MARY
66
Mangelnder Selbstwert

HEILUNG

1

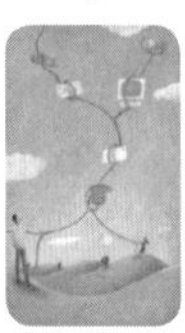

BEN
5
Kommunikation

1

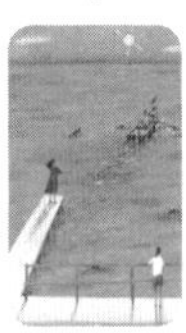

MARY
6
Loslassen

LIEBE

2

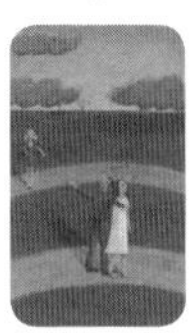

BEN
51
Verrat

2

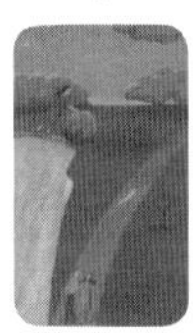

MARY
54
Rache

FREUNDSCHAFT

3

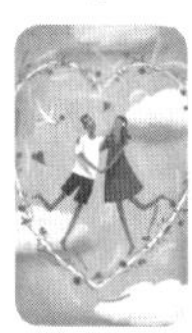

BEN
41
Glücklichsein

3

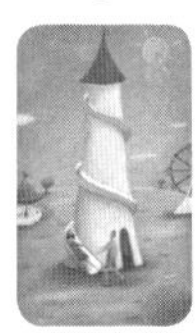

MARY
18
Spiel

Bens und Marys Legung (Fortsetzung)

Ben und Mary erlebten ihre erste große Romanze nach einer langen Dürre. Sie hatten die Zeit genossen und standen nun vor dem ersten Stadium, in dem es darum ging, an ihrer Beziehung zu arbeiten und sie zu heilen. Sie hatten genau den richtigen Zeitpunkt gewählt, um diese Befragung vorzunehmen, die ihnen einen langen und schmerzhaften Lernprozess ersparte.

Ich arbeitete mit Ben und Mary daran, die Problemkarten loszulassen, was ihnen mühelos gelang. Anschließend zogen sie neue Karten für diese Positionen. Bei manchen Karten mussten Ben und Mary zwei oder drei Schichten loslassen, ehe sie eine positive Karte zogen. Am Ende der Befragung und des Loslassens empfanden beide eine enorm große Erleichterung. Sie erkannten, dass einige Bereiche ihrer Befragung große Probleme verursacht hätten, wenn sie auf einer emotionalen Ebene zutage getreten wären. Einige der negativen Kategorien, mit denen sie sich aus der Vergangenheit problemlos identifizieren konnten, hatten sich in der Beziehung bereits gezeigt, während andere Bereiche noch verborgen lagen. Nun waren sie jedoch motiviert, sich zu ändern, und es fiel ihnen leicht, diese Themen loszulassen. Als sie gingen, hatten sie das Gefühl, einander näher zu sein, und bekundeten ein neues Maß der Verbindung und der Vertrautheit miteinander.

Befragung zu Eltern- und Familieneinflüssen

Diese Befragung soll ermitteln, welchen Einfluss deine Eltern, deine Familie und ihre Glaubenssätze auf deine Beziehungen haben. Das gibt dir die Möglichkeit, dich für die Familieneinflüsse zu entscheiden, die du übernehmen willst, und alle anderen Glaubenssätze zu heilen. Die Einflüsse von Eltern und Familie können eine Liebesbeziehung enorm erfolgreich machen, einem Menschen andererseits aber auch jede Chance auf Glück in der Liebe rauben. Es ist an der Zeit, dass du die Verantwortung für dein Familienerbe übernimmst und es auf die höchste Ebene erhebst.

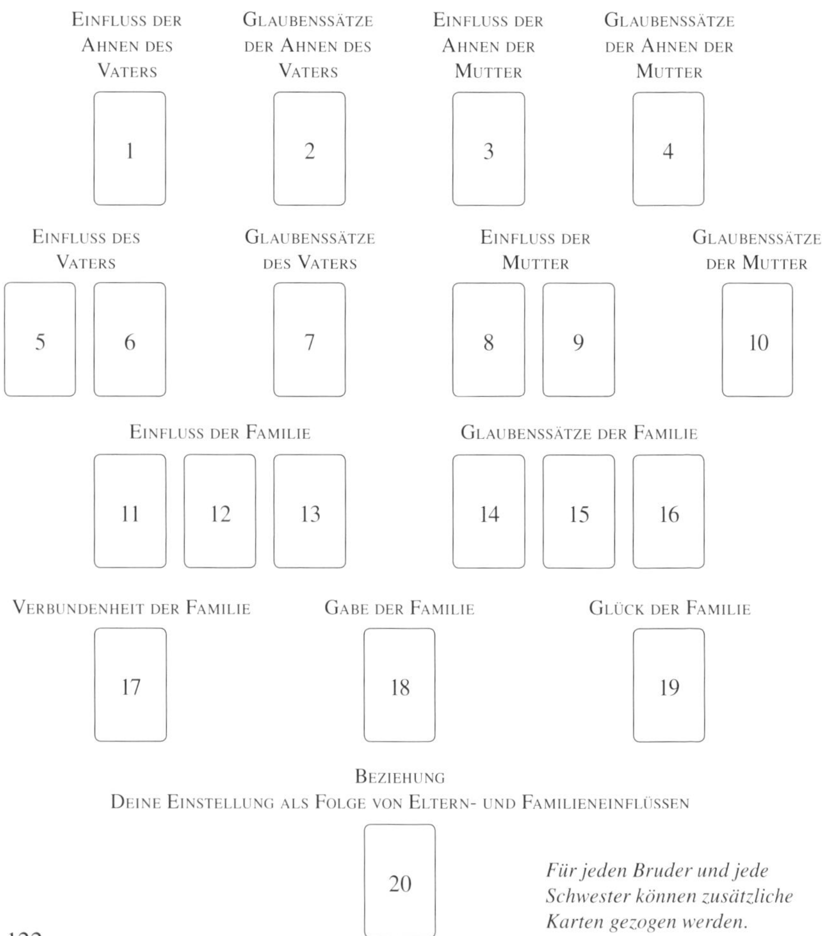

Für jeden Bruder und jede Schwester können zusätzliche Karten gezogen werden.

Beispiel für die Befragung zu Eltern- und Familieneinflüssen

Maries Legung

Marie kam aus einer großen Familie und war an dieser Befragung besonders interessiert, weil sie an vielen Workshops teilgenommen hatte, um sich und ihre Familie zu heilen.

An der Position EINFLUSS DER AHNEN DES VATERS zog Marie *Liebe*, aber an der Position GLAUBENSSÄTZE DER AHNEN DES VATERS zog sie *Falle*. Diese und alle anderen Problemkarten konnte sie mühelos loslassen. Als EINFLUSS DER AHNEN DER MUTTER zog sie *Angst* und an der Position GLAUBENSSÄTZE DER AHNEN DER MUTTER erhielt sie *Selbstbefangenheit*. Beim EINFLUSS DES VATERS zog sie *Erotik* und *Selbsthingabe* und an der Position GLAUBENSSÄTZE DES VATERS in Bezug auf Beziehungen zog sie *Bedürftigkeit*. In der Kategorie EINFLUSS DER MUTTER zog sie *Zwiespältigkeit* (ein Zeichen für widersprüchliche Gefühle und Unabhängigkeit) und *Orgasmus* (das genaue Gegenteil). In der Kategorie GLAUBENSSÄTZE DER MUTTER zog sie die Karte *Spiel*.

In der Kategorie EINFLUSS DER FAMILIE erhielt Marie die Karten *Ein Traum wird wahr*, *Täuschung* und *Empfangen*. In der Kategorie GLAUBENSSÄTZE DER FAMILIE in Bezug auf Beziehungen zog sie die Karten *Wahrheit*, *Einsamkeit* und *Geben*. An der Position VERBUNDENHEIT DER FAMILIE – beziehungsweise hier das Fehlen einer verbindenden Wirkung auf Beziehungen – erhielt sie *Dürre*. Als GABE DER FAMILIE (unabhängig von der Karte, die hier gezogen wird, immer eine positive Position) zog sie *Kommunikation*. Eine negative Karte an dieser Position hätte bedeutet, dass sie die Gabe besaß, sie zu heilen. An der Position GLÜCK DER FAMILIE (ebenfalls eine positive Position, egal welche Karte gezogen wird) erhielt sie *Vertrauen*. Ihre EINSTELLUNG ZU BEZIEHUNGEN ALS FOLGE VON ELTERN- UND FAMILIENEINFLÜSSEN war die Karte *Selbstwert*.

Marie führte zwei Übungen durch, um ihre Ahnen zu befreien: das Geben von Gaben und die Übung des Loslassens. Da sie eine gute spirituelle Anbindung hatte, legte sie alle negativen Problemkarten in Gottes Hände und empfing im Gegenzug mehrere Gaben. Als Marie ging, fühlte sie sich frei. Sie beschrieb ihre Gefühle so: „Ich fühle mich, als ob Gewichte, die mir überhaupt nicht bewusst waren, von meinem Geist und meinem Körper genommen worden wären. Ich fühle mich so viel leichter."

Maries Legung (Fortsetzung)

Einfluss der Ahnen des Vaters
1
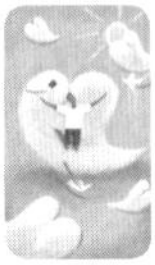
42
Liebe

Glaubenssätze der Ahnen des Vaters
2
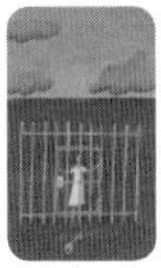
50
Falle

Einfluss der Ahnen der Mutter
3
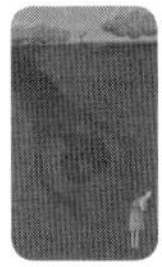
80
Angst

Glaubenssätze der Ahnen der Mutter
4
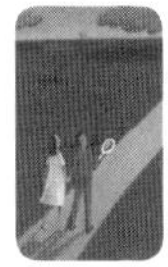
67
Selbstbefangenheit

Einfluss des Vaters
5
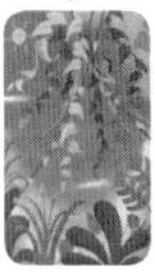
32
Erotik

6
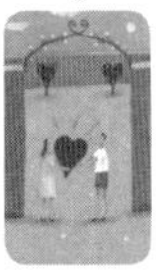
10
Selbsthingabe

Glaubenssätze des Vaters
7
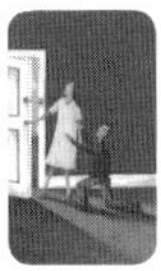
78
Bedürftigkeit

Einfluss der Mutter
8
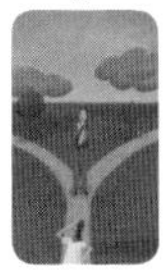
52
Zwiespältigkeit

9
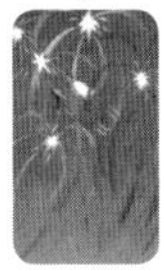
15
Orgasmus

Glaubenssätze der Mutter
10
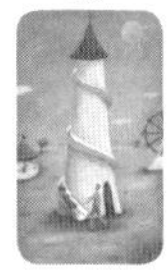
18
Spiel

Einfluss der Familie
11
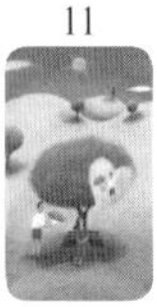
22
Ein Traum wird wahr

12
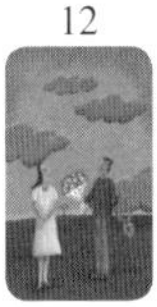
68
Täuschung

13
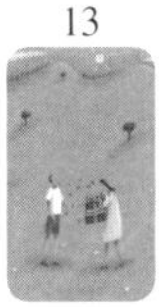
4
Empfangen

Glaubenssätze der Familie
14
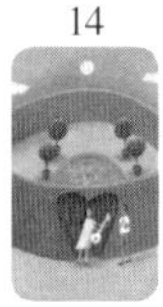
8
Wahrheit

15
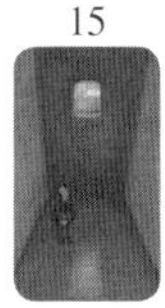
49
Einsamkeit

16
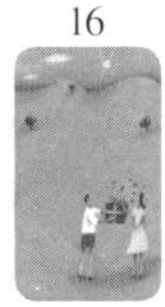
3
Geben

Verbundenheit der Familie
17
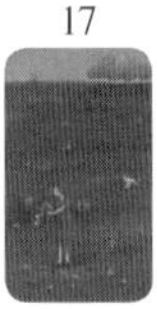
74
Dürre

Gabe der Familie
18
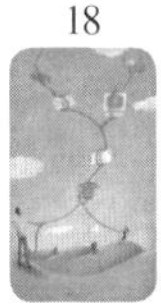
5
Kommunikation

Glück der Familie
19
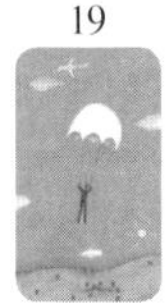
11
Vertrauen

Beziehung
Deine Einstellung als Folge von Eltern- und Familieneinflüssen
20
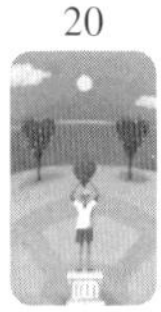
7
Selbstwert

Befragung zu Lebensmustern

Die Befragung zu Lebensmustern spiegelt die Schlüsselmuster in deinem Leben wider. Sie zeigt, welche Themen du heilen willst, welche Gaben du mitgebracht hast, worin deine Lebensaufgabe und deine Bestimmung bestehen. Die Muster zwischen Empfängnis und früher Kindheit spiegeln deine Seeleneinflüsse wider – die Lektionen und Herausforderungen, die deine Seele für deine Entwicklung geplant hat. Auf einer bestimmten Ebene spiegelt dein gesamtes Seelenmuster sich in dem wider, was bei deiner Empfängnis und bei deiner Geburt geschehen ist. Dabei ist nicht nur das von Bedeutung, was bei deiner Empfängnis zwischen deiner Mutter und deinem Vater geschehen ist, sondern auch der emotionale Hintergrund, vor dem es geschehen ist. Er ist deshalb wichtig, weil er zum Teil auch den Hintergrund und einige der zentralen Glaubenssätze in deinem Leben bestimmt. Die Karten, die für Einflüsse im Mutterleib stehen, zeigen, was du im Mutterleib übernommen hast. Alles, was deinen Eltern während deiner Zeit im Mutterleib widerfahren ist, hat sich auch auf dich ausgewirkt. Alle Seelen- und Lebensmuster, die du mitgebracht hast, sind in deiner Geburt widergespiegelt. Dies hat spätere Traumen in deinem Leben herbeigeführt, die geheilt werden müssen, ehe du an der Situation zum Zeitpunkt deiner Geburt arbeiten kannst. Deine Kindheitserfahrungen und das Maß deiner Verbundenheit in der Kindheit machen ebenfalls ein zentrales Muster deutlich, das in der Jugend wiederholt oder sogar verstärkt wurde.

Alle diese Einflüsse ändern sich, wenn du dich änderst. Wenn du an deiner Heilung und deinem Wachstum arbeitest und dich vor allem verpflichtest, alle negativen Einflüsse zu verändern, setzt du einen Prozess der Transformation in Gang, der dich befreit. Bei dieser Befragung kannst du eine Karte ziehen, ihre jeweilige Position notieren und sie wieder in den Stapel zurücklegen, damit sie später noch einmal gezogen werden kann.

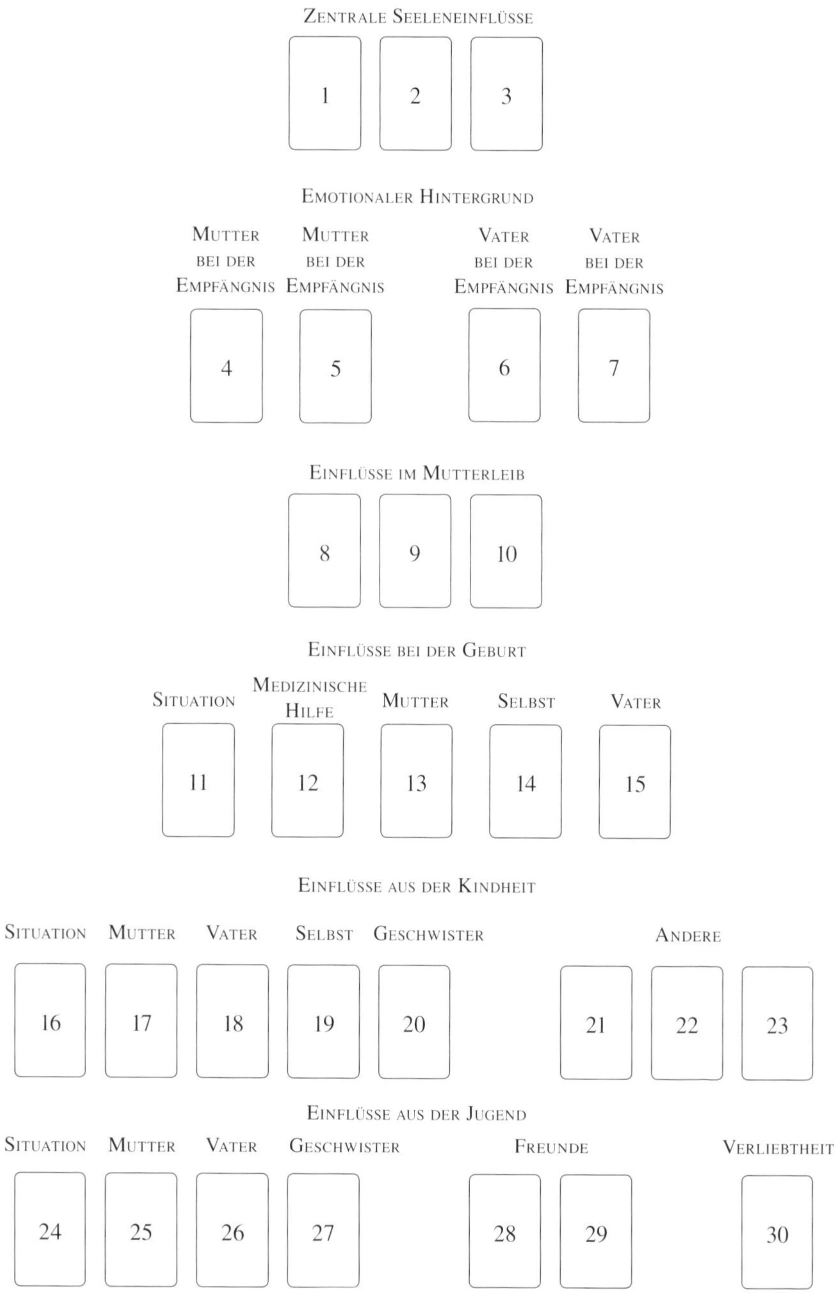
Zentrale Seeleneinflüsse
1
2
3
Emotionaler Hintergrund
Mutter bei der Empfängnis
Mutter bei der Empfängnis
Vater bei der Empfängnis
Vater bei der Empfängnis
4
5
6
7
Einflüsse im Mutterleib
8
9
10
Einflüsse bei der Geburt
Situation
Medizinische Hilfe
Mutter
Selbst
Vater
11
12
13
14
15
Einflüsse aus der Kindheit
Situation
Mutter
Vater
Selbst
Geschwister
Andere
16
17
18
19
20
21
22
23
Einflüsse aus der Jugend
Situation
Mutter
Vater
Geschwister
Freunde
Verliebtheit
24
25
26
27
28
29
30

Beispiel für die Befragung zu Lebensmustern

Martines Legung
Während einer meiner Reisen in die Schweiz stellte Martine aus Genf sich für eine Befragung zur Verfügung. Da sie an vielen Workshops teilnahm, in denen es um persönliche Weiterentwicklung ging, war sie an dieser Befragung sehr interessiert.

ZENTRALE SEELENEINFLÜSSE

1

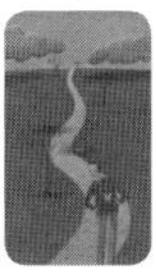

47
Verlust

2

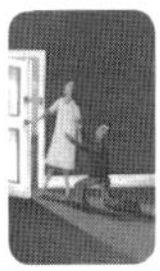

78
Bedürftigkeit

3

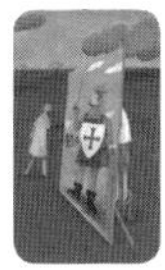

69
Desillusionierung

EMOTIONALER HINTERGRUND

MUTTER BEI DER EMPFÄNGNIS

4

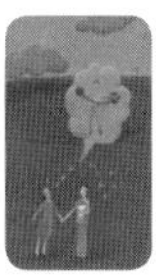

84
Angst vor Verpflichtung

MUTTER BEI DER EMPFÄNGNIS

5

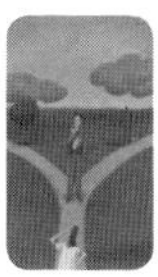

52
Zwiespältigkeit

VATER BEI DER EMPFÄNGNIS

6

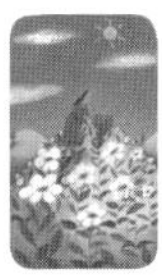

36
Glück

VATER BEI DER EMPFÄNGNIS

7

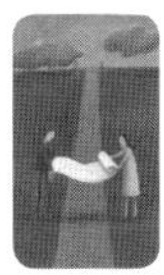

59
Regeln

EINFLÜSSE IM MUTTERLEIB

8

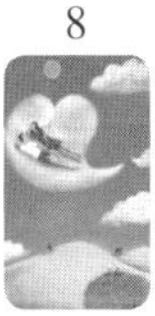

33
Wahre Liebe

9

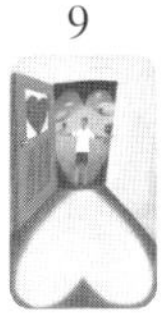

26
Offenheit

10

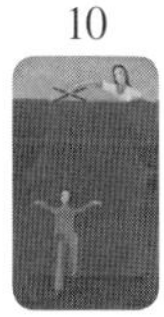

72
Manipulation

Martine war bei keiner Karte überrascht, die sie für die jeweiligen Positionen in der Befragung zog. Sie gab einen laufenden Kommentar über die Rolle ab, die sie in ihrem Leben spielten, weil sie sich der grundlegenden Probleme, die sich jetzt in den zentralen Seeleneinflüssen zeigten, schon sehr lange bewusst war. Sie erläuterte den emotionalen Hintergrund ihrer Mutter und ihres Vaters zum Zeitpunkt ihrer Empfängnis, denn sie hatte diese Auswirkungen ihr Leben lang gespürt. Die Karten schienen einen Prozess der Erkenntnis in Gang zu setzen, der dicht unter der Oberfläche verborgen lag.

EINFLÜSSE BEI DER GEBURT

SITUATION	MEDIZINISCHE HILFE	MUTTER	SELBST	VATER
11	12	13	14	15

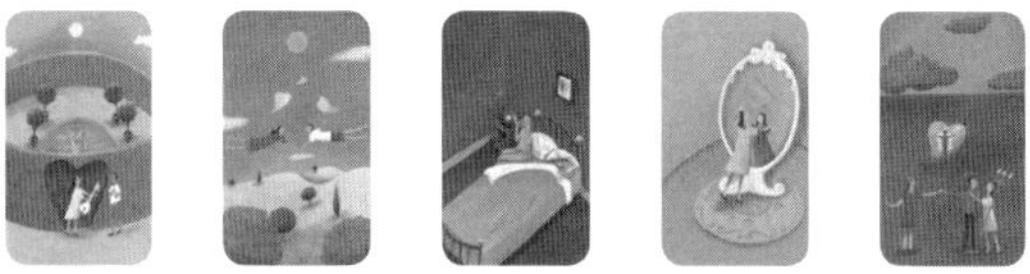

8	13	70	1	62
Wahrheit	Auf Wolken schweben	Untreue	Selbstliebe	Naivität

EINFLÜSSE AUS DER KINDHEIT

SITUATION	MUTTER	VATER	SELBST	GESCHWISTER	ANDERE		
16	17	18	19	20	21	22	23

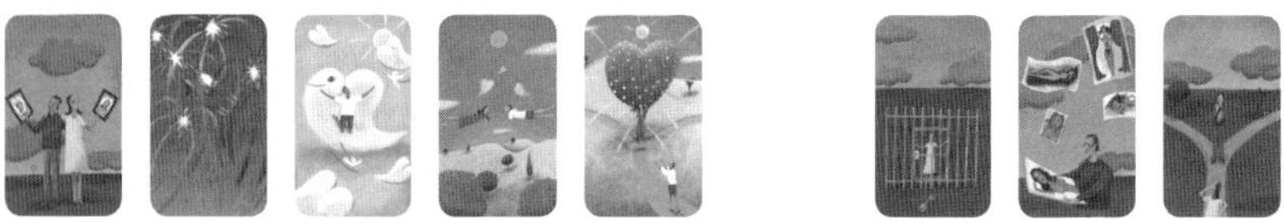

75	15	42	13	25	50	71	52
Besonderheit	Orgasmus	Liebe	Auf Wolken schweben	Komm doch her	Falle	Wollust	Zwiespältigkeit

EINFLÜSSE AUS DER JUGEND

SITUATION	MUTTER	VATER	GESCHWISTER	FREUNDE		VERLIEBTHEIT
24	25	26	27	28	29	30

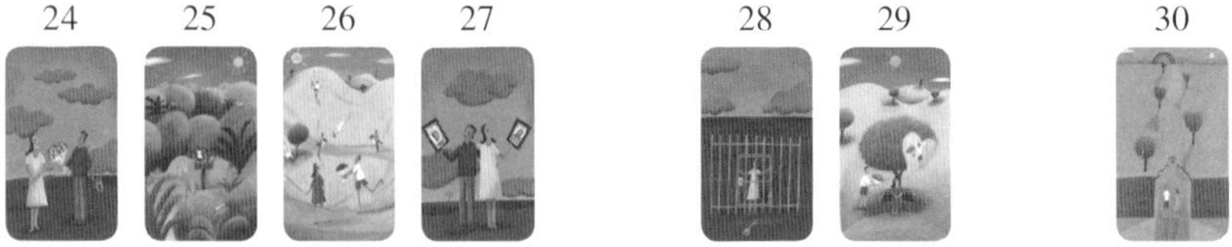

68	28	37	75	50	22	12
Täuschung	Abenteuer	Unwiderstehlichkeit	Besonderheit	Falle	Ein Traum wird wahr	Verpflichtung

Martine sprach eine Weile über jeden Punkt und ließ ihn dann los. Bei einigen Kategorien musste sie bis zu vier Mal loslassen, weil immer wieder eine neue Schicht zutage trat, aber nach Abschluss des jeweiligen Prozesses fühlte sie sich besser und erfüllter. Wir verbrachten über anderthalb Stunden zusammen und zum Schluss der Befragung erklärte Martine, dass sie eine wesentlich bessere Einstellung sowohl zu sich selbst als auch zu ihrer Beziehung mit ihrem Freund gefunden hatte.

Befragung zu Einflüssen aus der Vergangenheit

Diese Befragung gibt dir einen schnellen und umfassenden Überblick darüber, welchen Einfluss die Vergangenheit jetzt auf dich hat. Vergebung und Heilung können negative Einflüsse aus der Vergangenheit verändern, damit du sie nicht als Ausrede benutzt, um dich in der Gegenwart zurückzuhalten. Positive Karten in einer negativen Kategorie stellen kein Problem dar und negative Karten in der Kategorie SEELENGABE bedeuten, dass deine Gabe in der Fähigkeit besteht, diese Dinge bei dir selbst und anderen Menschen zu heilen. Diese Befragung nähert sich der Vergangenheit aus einem etwas anderen Blickwinkel an als die Befragung zu Lebensmustern. Menschen, die beide Befragungen durchgeführt haben, sind der Meinung, dass beide zum Zeitpunkt der Durchführung hilfreich waren.

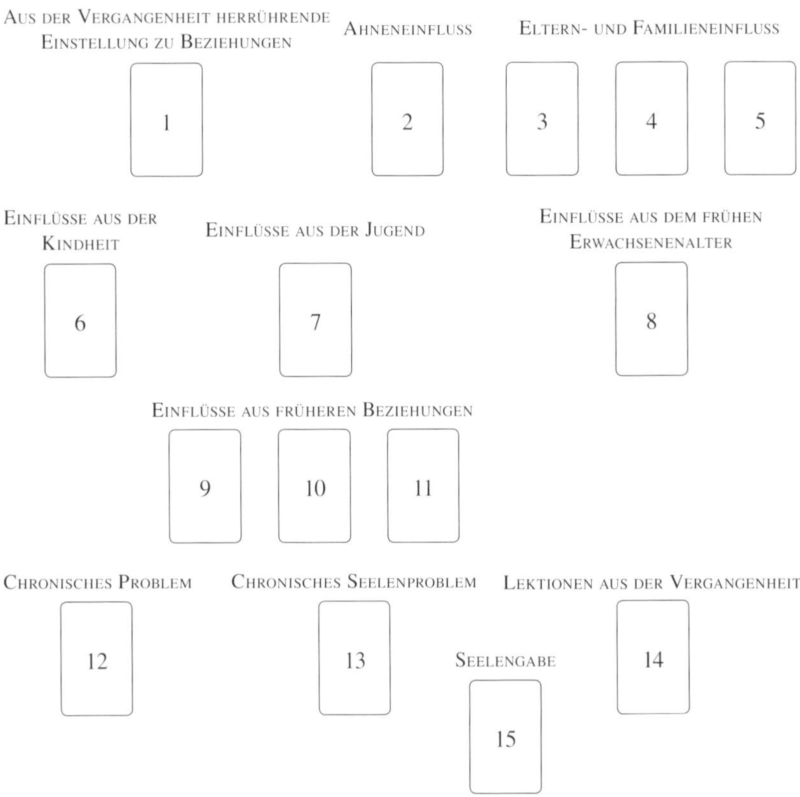

Beispiel für die Befragung zu Einflüssen aus der Vergangenheit

Geris Legung

Geri war eine reife, sehr unabhängige Frau. Den Wunsch nach einer Beziehung schien sie hinter sich gelassen zu haben. Danach befragt, gab sie allerdings zu, dass ihre Angst sie sogar davor zurückhielt, überhaupt auszusprechen, dass sie gerne einen Partner hätte. Aus den Karten konnte sie viele ihrer vergangenen Probleme erkennen und sie mühelos loslassen. Wo Geri nach dem Prozess des Loslassens eine weitere Karte zog, ist dies durch einen Pfeil (➤) angezeigt. Die zusätzlichen Karten zeigen ihren Fortschritt, während sie negative Karten und Gefühle losließ, bis sie eine positive Karte zog, die anzeigte, dass die Situation aufgelöst war.

Aus der Vergangenheit herrührende Einstellung zu Beziehungen

1

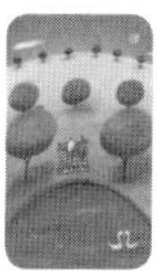

29
Die Liebenden

Ahneneinfluss

2

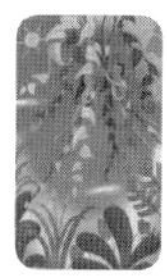

32
Erotik

Eltern- und Familieneinfluss

3

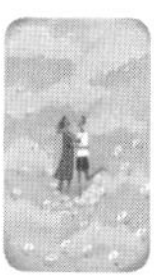

39
Freude

➤

3

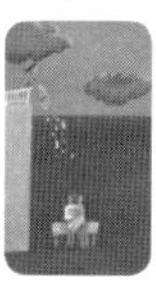

44
Zynismus

4

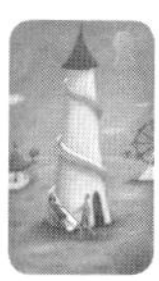

18
Spiel

➤

4

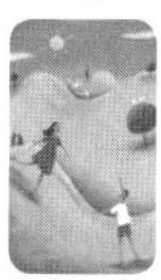

19
Auf andere eingehen

5

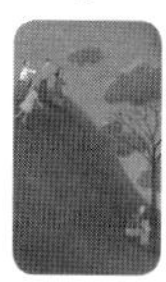

63
Rückzug

Einflüsse aus der Kindheit

6

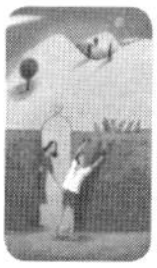

21
Keckheit

Einflüsse aus der Jugend

7

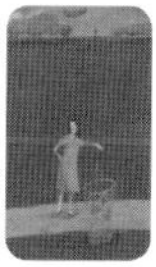

64
Falsche Einstellung

➤

7

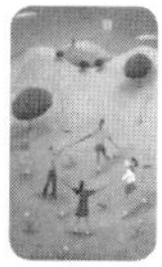

24
Entzücken

Einflüsse aus dem frühen Erwachsenenalter

8

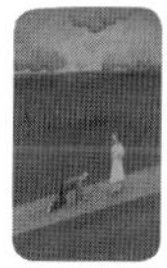

66
Mangelnder Selbstwert

➤

8

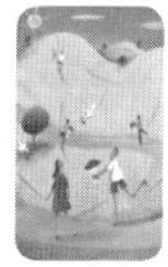

37
Unwiderstehlichkeit

EINFLÜSSE AUS FRÜHEREN BEZIEHUNGEN

9
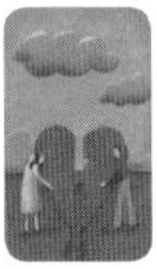
76
Problem

➤

9
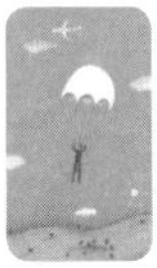
11
Vertrauen

10
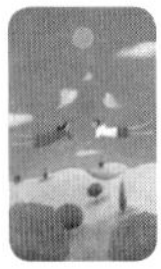
13
Auf Wolken schweben

11
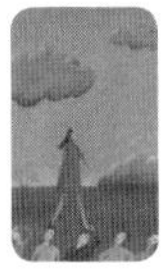
77
Benutzen

➤

11
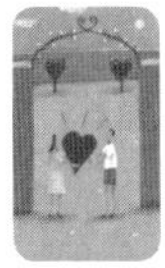
10
Selbsthingabe

CHRONISCHES PROBLEM

12
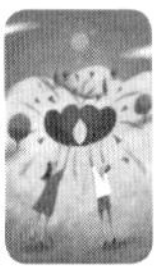
23
Sich verlieben

CHRONISCHES SEELENPROBLEM

13
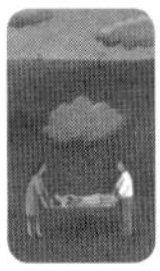
58
Schmerz

➤

13
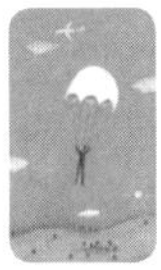
11
Vertrauen

LEKTIONEN AUS DER VERGANGENHEIT

14
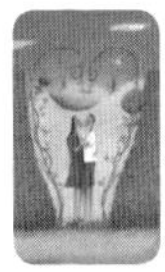
20
Sinnlichkeit

SEELENGABE

15
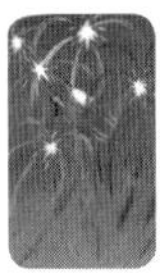
15
Orgasmus

Nach der Befragung fühlte Geri sich befreit und zuversichtlich. Drei Wochen später traf sie jemanden, den sie als den Mann ihrer Träume betrachtete. Dies geschah nach einer Dürre von achtzehn Jahren.

Befragung zu früheren Beziehungen

Die Befragung zu früheren Beziehungen zeigt die wesentlichen Einflussfaktoren, die von wichtigen Beziehungen aus der Vergangenheit herrühren. Ziehe jeweils eine Karte für beide Elternteile, jedes Geschwister und jede wichtige Beziehung, die du hattest. Bei dieser Befragung notierst du, welche Karte du gezogen hast, legst sie in den Stapel zurück und mischst den Stapel neu, ehe du die nächste Karte ziehst.

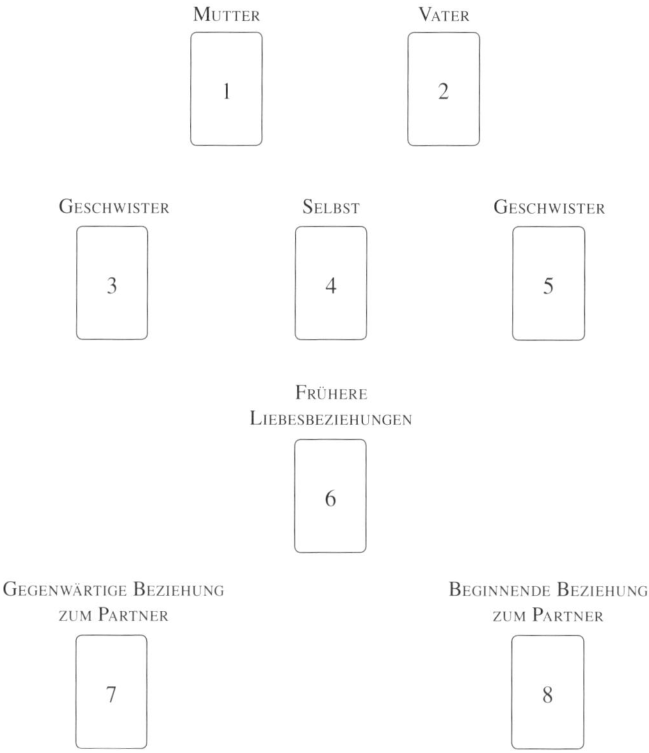

Beispiel für die Befragung zu früheren Beziehungen

Bills Legung

Bill war ein Mann mittleren Alters, glücklich verheiratet und mehrfacher Vater. Er wollte wissen, welches Gepäck er aus den zahlreichen Beziehungen vor seiner Heirat mit sich herumtrug, denn er war der Meinung, dass er sehr viel an sich und seiner Beziehung gearbeitet hatte, um dort hinzukommen, wo er jetzt war. Er war sehr überrascht, als er erkannte, wie viele unverarbeitete Geschichten er aus früheren Beziehungen mit sich herumtrug. Er untersuchte jede wichtige Beziehung aus der Vergangenheit ebenso wie die Beziehung zu seiner jetzigen Frau sowohl in ihrer Anfangsphase als auch in der Gegenwart. Als er die alten Gefühle losließ, empfing er neue Gefühle von Licht, Frieden und Stärke. Seine Befragung zeigt seine Fortschritte (jeweils durch einen Pfeil ➤ angezeigt), als er die negativen Gefühle losließ, bis er eine positive Karte zog und die positive Energie annahm.

Die größte Überraschung für Bill waren die vielen ungeheilten Themen zwischen ihm und seiner jüngeren Schwester, der er sehr nahestand. Am Ende der Sitzung staunte er über das emotionale Gepäck, das er seit über zwanzig Jahren mit sich herumtrug, war aber auch froh, dass er sich dafür entschieden hatte, diese Befragung durchzuführen. Er nutzte die Möglichkeit, alten Schmerz und alte Probleme loszulassen, die er tief in sich verborgen hatte, und als er ging, fühlte er sich erleichtert und dankbar.

MUTTER
1

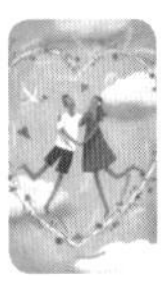

41
Glücklichsein

VATER
2

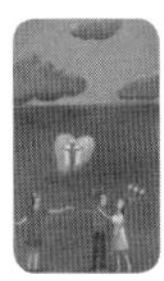

62
Naivität

BRUDER
3

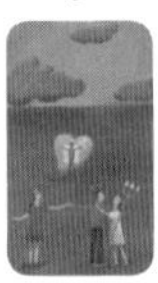

62
Naivität

SCHWESTER
4

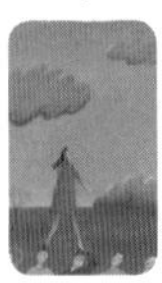

77
Benutzen

SELBST
5

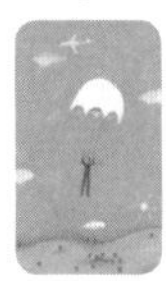

11
Vertrauen

SCHWESTER
6

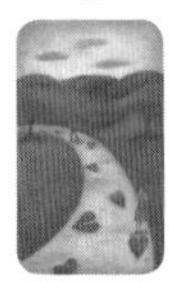

43
Herzensbruch

Frühere Liebesbeziehungen

7	7	8	8	9	10
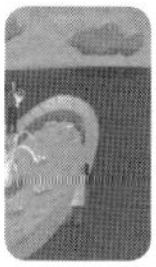	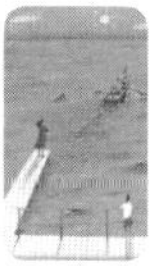	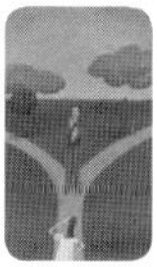	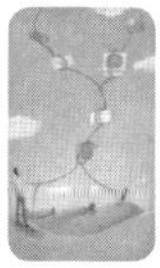	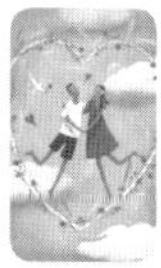	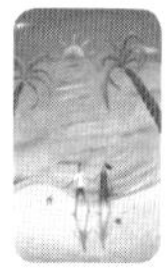
73	6	52	5	41	14
Zweifel	Loslassen	Zwie-spältigkeit	Kommuni-kation	Glücklichsein	Verliebtheit

11	11	11	12	12	13	13	14
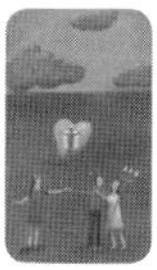	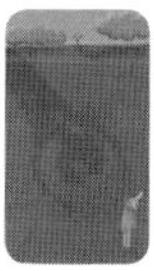	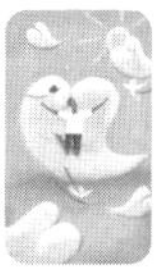	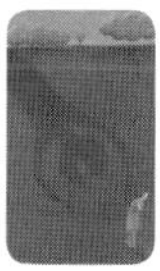	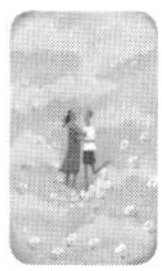	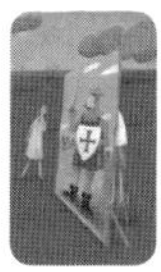	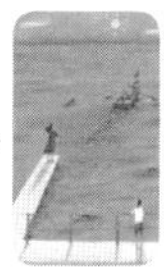	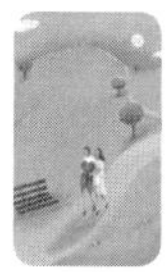
62	80	42	80	39	69	6	2
Naivität	Angst	Liebe	Angst	Freude	Desillusio-nierung	Loslassen	Heilung

Gegenwärtige Beziehung zum Partner

15	15	15	16	16	16	17	17
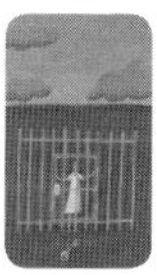	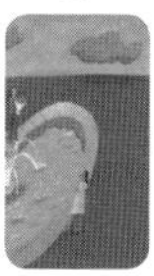	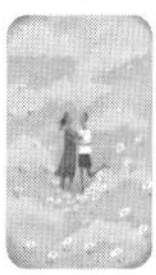	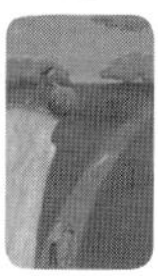	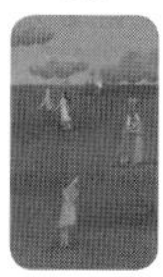	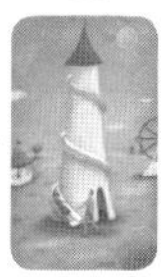	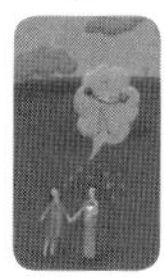	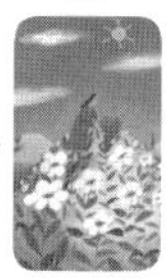
50	73	39	54	83	18	84	36
Falle	Zweifel	Freude	Rache	Sich ungewollt fühlen	Spiel	Angst vor Verpflichtung	Glück

Beginnende Beziehung zum Partner

18	18	19	19	19	20
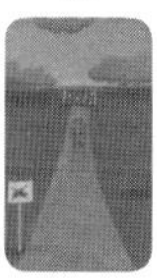	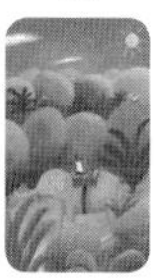	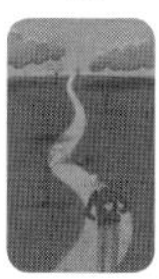	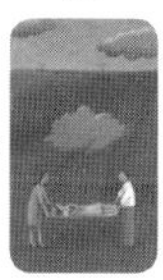	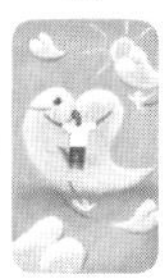	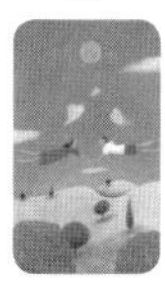
57	28	47	58	42	13
Fehler	Abenteuer	Verlust	Schmerz	Liebe	Auf Wolken schweben

Befragung zu Mustern der Gegenwart

Diese Befragung zeigt, wie offen und bereit du für eine Beziehung bist, indem sie einige grundlegende Aspekte einer neuen Beziehung erforscht. Sie beginnt mit einem Quadrat – ein Fundament mit den vier Eckpfeilern Verliebtheit, Sex, Offenheit und Loslassen (damit die Vergangenheit geklärt ist). Du kannst diese Befragung um vier weitere Eckpfeiler für Liebe, Kommunikation, Verbindung und Selbsthingabe erweitern. Deine Offenheit für Beziehungen ist gleichbedeutend mit deiner Offenheit für das Leben. Die Befragung zu Mustern der Gegenwart schließt deshalb das ein, was in deinem Leben wichtig ist, damit du glückliche Fundamente errichten kannst.

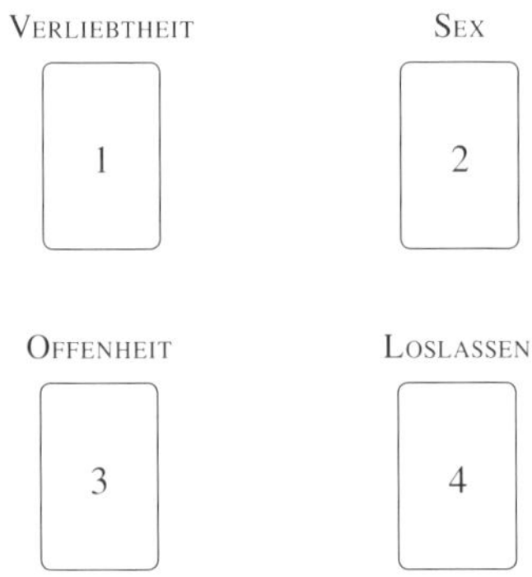

Erweiterte Befragung zu Mustern der Gegenwart

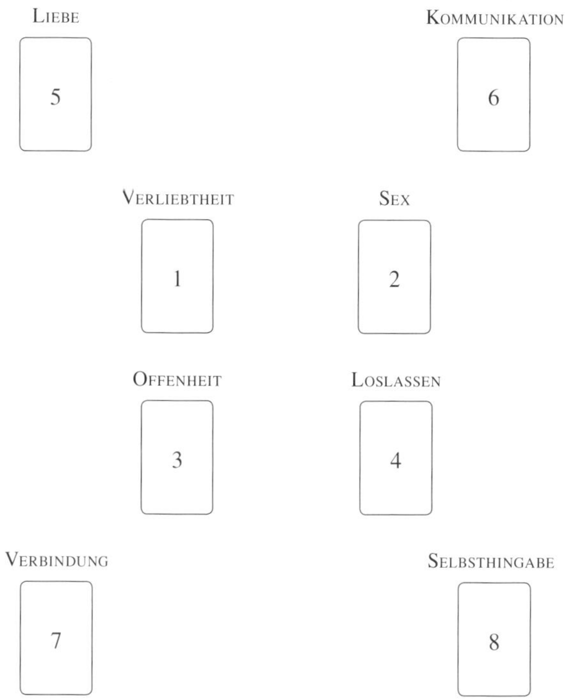

Beispiel für die Befragung zu Mustern der Gegenwart

Jeremys Legung
Jeremy, ein junger Mann von der Westküste Kanadas, bat um eine erweiterte Befragung zu Mustern der Gegenwart. Der Fortschritt seiner Karten wird durch einen Pfeil (➤) dargestellt.

LIEBE

5 5 5 5 5 5

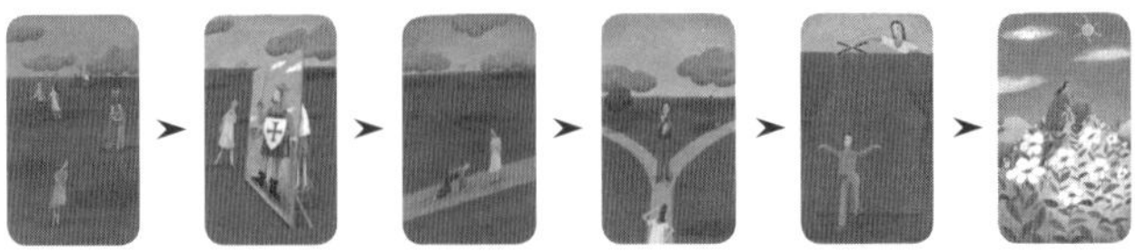

83 Sich ungewollt fühlen ➤ 69 Desillusionierung ➤ 66 Mangelnder Selbstwert ➤ 52 Zwiespältigkeit ➤ 72 Manipulation ➤ 36 Glück

KOMMUNIKATION

6

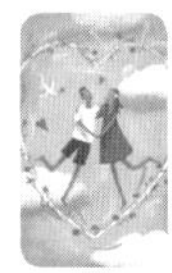

41 Glücklichsein

VERLIEBTHEIT

1

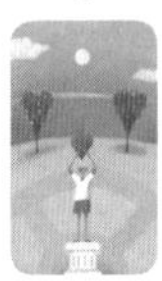

7 Selbstwert

SEX

2 2

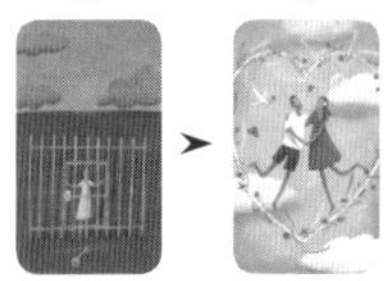

50 Falle ➤ 41 Glücklichsein

OFFENHEIT

3 3

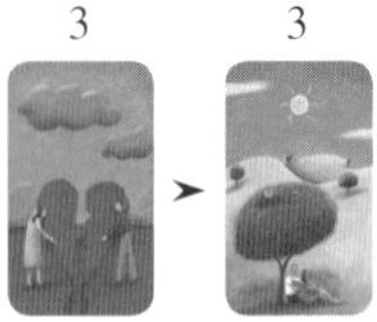

76 Problem ➤ 34 Nähe

LOSLASSEN

4 4

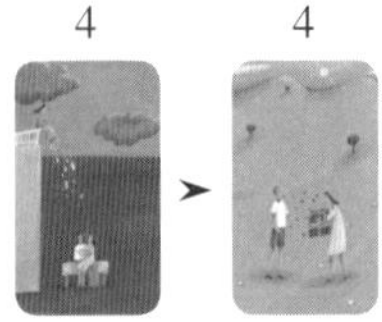

44 Zynismus ➤ 4 Empfangen

VERBINDUNG

7 7

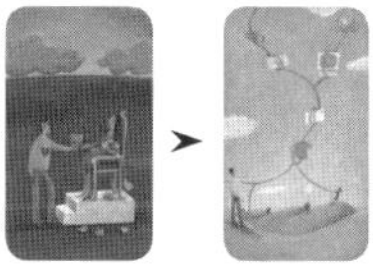

81 Unersättlichkeit — 5 Kommunikation

SELBSTHINGABE

8

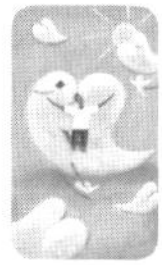

42 Liebe

Jeremys Karte in der ersten Kategorie VERLIEBTHEIT war *Selbstwert* und darüber war er natürlich sehr erfreut. Seine zweite Karte in der Kategorie SEX war *Falle*. Als er das Muster, das mit seinen Eltern begonnen hatte, losließ, zog er die Karte *Glücklichsein*. Für den dritten Eckpfeiler OFFENHEIT zog er die Karte *Problem*. Als er auch das losließ, zog er die Karte *Nähe*. Für den vierten Eckpfeiler LOSLASSEN zog er die Karte *Zynismus*, den er als Abwehrmechanismus aus einer früheren, gescheiterten Beziehung erkannte. Als er ihn losließ, zog er *Empfangen*. In der fünften Kategorie, die für die LIEBE steht, erhielt Jeremy zunächst die Karte *Sich ungewollt fühlen*. Nachdem er dieses alte Gefühl aus der Kindheit losgelassen hatte, erhielt er *Desillusionierung*, und nachdem er seine zerschlagenen Träume losgelassen hatte, erhielt er die Karte *Mangelnder Selbstwert*. Nachdem er auch dieses Gefühl losgelassen hatte, indem er es in die Hände des Himmels legte, zog er *Zwiespältigkeit*, was auf eine Schicht des Konflikts und der Zerrissenheit hindeutete. Nachdem er seine gegensätzlichen Gefühle in Bezug auf die Liebe integriert und miteinander verschmolzen hatte und sie losließ, zog er die Karte *Manipulation*. Da er fähig war, dieses Gefühl in der Kategorie LIEBE loszulassen, zog er die Karte *Glück*.

In der sechsten Kategorie KOMMUNIKATION zog Jeremy *Glücklichsein*. Für den siebten Eckpfeiler VERBINDUNG zog er *Unersättlichkeit* und konnte spüren, dass er sie von der Familie seiner Mutter übernommen hatte. Als er die mit diesem Gefühl verbundene Seelengabe mit seiner Mutter und ihrer Seite der Familie teilte, fühlte er sich belebt und erfrischt. Als nächste Karte für diesen Bereich zog er *Kommunikation*. Für den achten Eckpfeiler SELBSTHINGABE zog er die Karte *Liebe*.

Jeremy konnte gar nicht aufhören, mir für das Geschenk dieser Befragung zu danken, weil er sich nun imstande fühlte, ohne die große Last weiterzugehen, die er bisher getragen hatte.

Befragung zu Karma und Gaben

Die Befragung zu Karma und Gaben hilft dir, deine Stärken und Schwächen im Hinblick auf Beziehungen zu erkennen. Wenn du deine Schwächen kennst, kannst du sie in Gaben verwandeln, und wenn du dir deiner Gaben bewusst bist, kannst du sie stärken und darauf aufbauen. Stärken und Schwächen in Beziehungen können dir helfen, negative Dinge zu heilen, dich weiterzuentwickeln und dich an dem zu freuen, was du hast. Die Hauptkategorien für die Befragung zu Karma und Gaben sind Liebe, Verliebtheit, Sex, Abenteuer, Heilung, Verbindung, Spiel, Fülle, Kommunikation und Vertrauen. Du kannst sie natürlich um jede weitere Kategorie ergänzen, die dir wichtig ist.

Notiere die Kategorien für deine Befragung in der rechten Spalte. Die linke Spalte zeigt die Karmakarten (die für Grundmuster in deinem Leben stehen). Die mittlere Spalte zeigt die Gabenkarten. Eine positive Karte in der Spalte Karma weist darauf hin, dass du das Muster in dieser Kategorie aufgelöst hast und frei bist. Wenn du eine negative Karte in der Spalte Gabe ziehst, besitzt du die Gabe, dieses Problem zu bewältigen oder zu heilen. Das heißt mit anderen Worten, dass es in der Spalte Gabe keine negativen Aspekte gibt.

Karma	Gabe	Kategorie
1	2	Liebe
3	4	Verliebtheit
5	6	Sex
7	8	Abenteuer
9	10	Heilung
11	12	Verbindung
13	14	Spiel
15	16	Fülle
17	18	Kommunikation
19	20	Vertrauen

Beispiel für die Befragung zu Karma und Gaben

Pauls Legung

Paul war ein junger, alleinstehender Mann aus Ontario, Kanada. Er war nach Vancouver gekommen, um an einem Workshop teilzunehmen. Als er durch ein Losverfahren ausgewählt wurde, an dieser Befragung teilzunehmen, erklärte er sich gerne bereit. Pfeile (➤) zeigen an, in welche Richtung das negative Muster sich veränderte, nachdem Paul es losgelassen und stattdessen Selbstvertrauen oder Frieden empfangen hatte.

	KARMA	GABE	KATEGORIE
	1 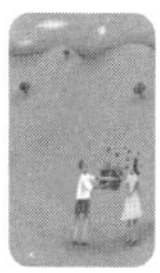 3 Geben	2 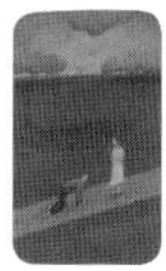 66 Mangelnder Selbstwert	LIEBE
3 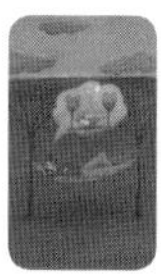 61 Fantasievor-stellungen	➤ 3 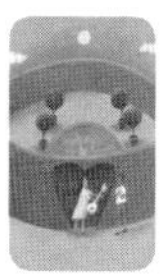 8 Wahrheit	4 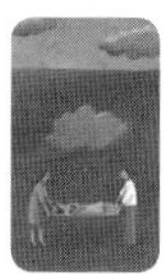 58 Schmerz	VERLIEBTHEIT
	5 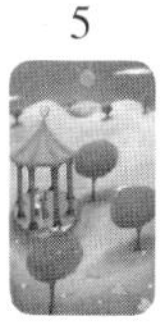 31 Stelldichein	6 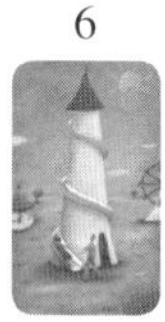 18 Spiel	SEX

Pauls Legung (Fortsetzung)

				Karma	Gabe	Kategorie
7	7	7	7	7	8	
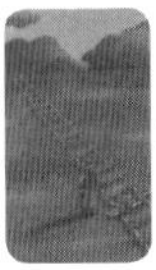 ➤	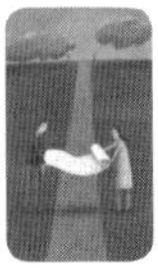 ➤	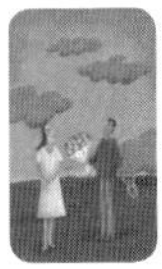 ➤	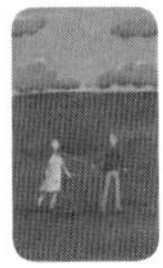 ➤	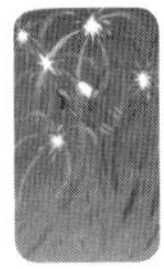	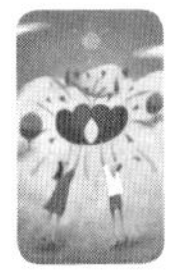	Abenteuer
48 Bösewicht	59 Regeln	68 Täuschung	53 Kontrolle	15 Orgasmus	23 Sich verlieben	
				9	10	
				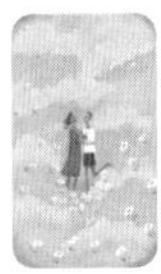	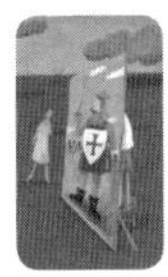	Heilung
				39 Freude	69 Desillusionierung	
				11	12	
				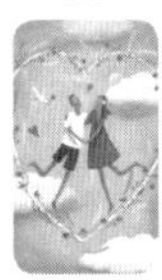	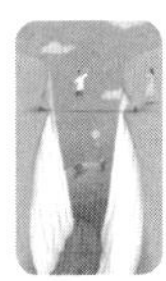	Verbindung
				41 Glücklichsein	9 Risiko	
				13	14	
				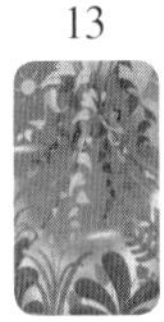	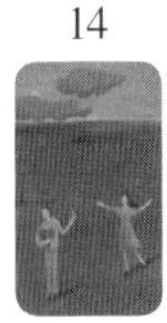	Spiel
				32 Erotik	56 Alte Wunden	

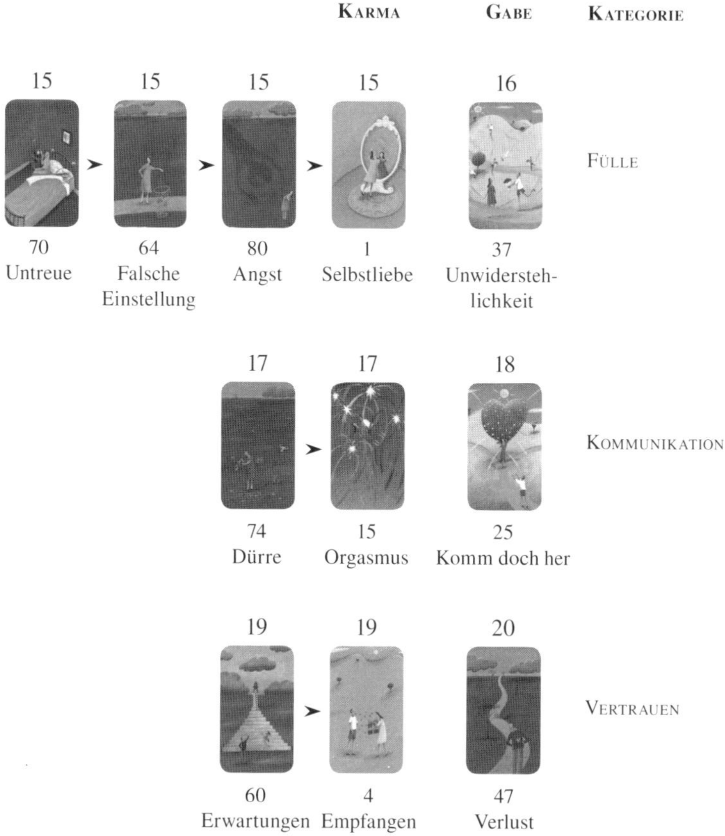

Paul gelang es problemlos, in diesen Kategorien seiner Beziehung loszulassen. Er wollte anfänglich an den *Fantasievorstellungen* in der Kategorie VERLIEBTHEIT festhalten, bis ich ihm erklärte, welche langfristigen Auswirkungen sie auf eine Beziehung haben. Die zeitweilige *Dürre* in der Kategorie KOMMUNIKATION konnte er mühelos erkennen. Als ihm bewusst wurde, dass Sex letztlich eine Form von Kommunikation ist, begriff er, dass *Dürre* für sein zukünftiges Sexualleben eine wichtige Rolle spielte, und erkannte, dass es in der Kommunikation mit seiner Freundin ein Problem gab. Er war bereit, es loszulassen, und überglücklich, als er stattdessen die Karte *Orgasmus* zog. Schwerer fiel es ihm, den *Bösewicht* in der Kategorie ABENTEUER zu identifizieren, bis ich ihm erklärte, das es sich dabei möglicherweise um eine innere Schattenfigur handelte, die tief verborgen war und nur zu bestimmten Zeiten in Erscheinung trat. Sie konnte auch von jemand anderem wie einer Freundin oder einem Bekannten ausagiert werden. Auch im Bereich FÜLLE war Paul der Meinung, er habe immer genug Geld besessen, und sah daher keine Veranlassung, sich zu ändern. Ich erklärte ihm, dass es bei Fülle um Reichtum in allen Bereichen des Lebens geht. Er besaß vermutlich die Gabe der Fülle, die für viel mehr stand als nur dafür, genug Geld zu haben, aber er war dieser inneren Gabe untreu, weil er sich damit zufrieden gab, nur genug zu haben. Als er das verstanden hatte, ließ er sowohl seine *Untreue* als auch die anderen Problemmuster los, die danach kamen, bis er die Karte *Selbstliebe* zog. Am Ende der Befragung lächelte er und war zuversichtlicher („ausgefüllter", wie er es nannte) und sorgenfreier.

Befragung zu Ahnenmustern

Diese Befragung zeigt die Gaben oder Fallen, die in der Familie von Generation zu Generation weitergegeben werden. Obwohl du sowohl die Gaben als auch die Fallen geerbt hast, bist du der krönende Höhepunkt deiner Ahnen und ihres Strebens. Du kannst die Befragung mit jeweils drei oder jeweils fünf Karten für die Familie deiner Mutter und die Familie deines Vaters durchführen. Nimm die Gaben an und freue dich an ihnen. Erkenne, dass die Fallen, die du bei deiner Empfängnis übernommen hast, nun verändert werden können. Unter der Falle, tief in deinem Herzen, deinem Geist und deiner Seele, trägst du immer noch die Gabe in dir, die du mitgebracht hast, um die Familie zu befreien. Wenn du eine Falle heilst, die von der Familie deiner Mutter oder deines Vaters an dich weitergegeben wurde, kannst du dich selbst und deine Ahnen befreien. Frage dich zuerst, worin die Gabe besteht, die du noch immer in dir trägst, um deine Ahnen zu befreien. Stelle dir vor, dass du dich aus deinem Herzen, deinem Geist und deiner Seele heraus öffnest, die Gabe annimmst und sie dem betreffenden Elternteil gibst, bis sie ihn ganz erfüllt. Nimm wahr, dass sie auf dieser Seite der Familie durch die Generationen bis zu dem Ahnen weitergegeben wird, mit dem die Falle ursprünglich begonnen hat. Stiefmütter, Stiefväter oder Pflegeeltern können ebenfalls in die Befragung einbezogen werden.

Befragung zu Ahnenmustern

Seite der Mutter

Befragung mit drei Karten

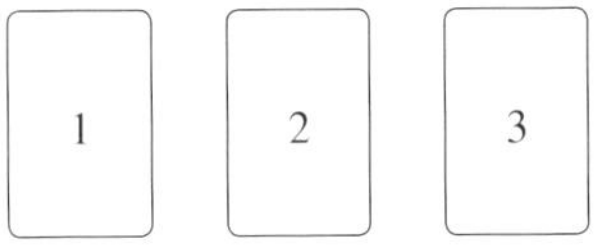

Befragung mit fünf Karten

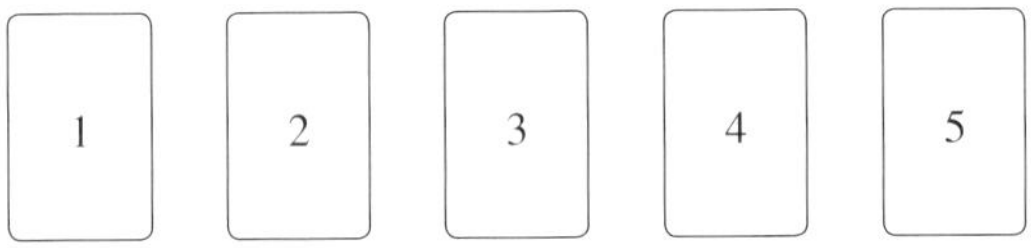

Seite des Vaters

Befragung mit drei Karten

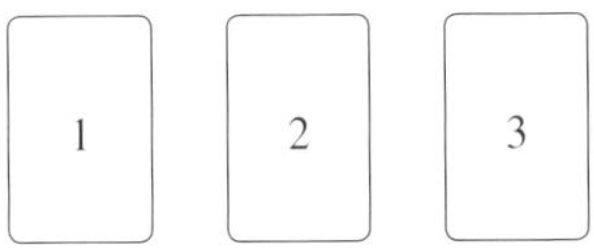

Befragung mit fünf Karten

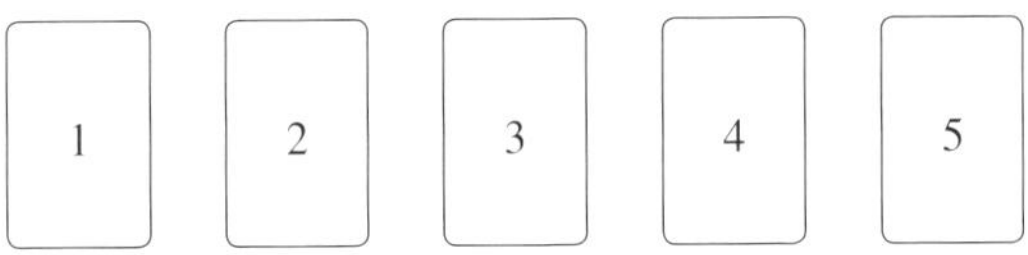

Beispiel für die Befragung zu Ahnenmustern

Sarahs Legung

Sarah war eine moderne junge Frau, die in London arbeitete und auf dem Land lebte. Sie war sehr gespannt darauf, was ihre Befragung ergeben würde. Sie konnte problemlos sowohl die Gaben als auch die Fallen erkennen, die jeweils von der Familie ihrer Mutter und der Familie ihres Vaters an sie weitergegeben worden waren. Sie wusste, dass sie die Fallen schon früh übernommen hatte, und hatte die Erfahrungen, die sie hervorbrachten, als gegeben hingenommen. Sarah führte eine Übung durch, in der sie intuitiv herausfand, welche Gaben sie für ihre Familie in sich trug, und sie an ihre Eltern und ihre Ahnen zurückgab.

AHNENMUSTER DER MUTTER

1

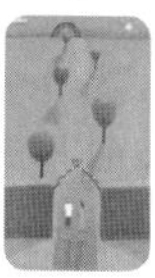

12
Verpflichtung

2

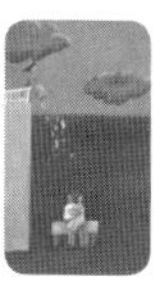

44
Zynismus

➤ 2

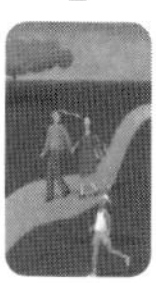

79
Eifersucht

➤ 2

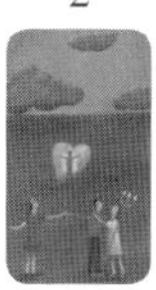

62
Naivität

➤ 2

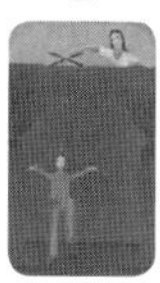

72
Manipulation

➤ 2

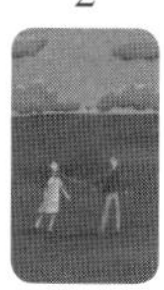

53
Kontrolle

➤ 2

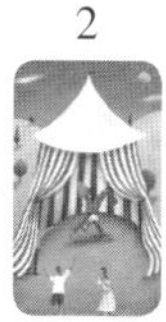

27
Lachen

3

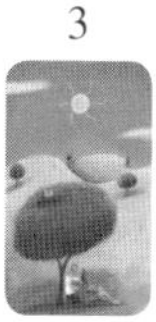

34
Nähe

➤ 3

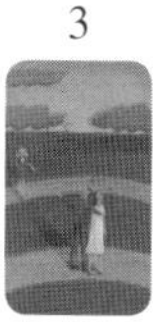

51
Verrat

➤ 3

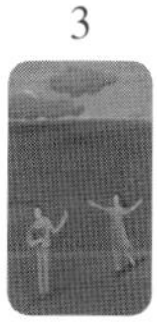

56
Alte Wunden

➤ 3

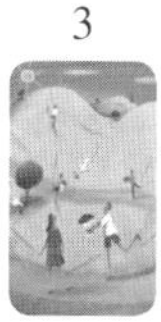

37
Unwidersteh-
lichkeit

Sarahs Legung (Fortsetzung)
Danach zog sie für die negativen Positionen in ihrer Befragung andere Karten. Bei jeder weiteren negativen Karte erkannte sie die Falle als Bestandteil ihrer Familienkultur und setzte den Heilungsprozess fort, bis sie eine positive Karte zog. Da zwei Karten aneinander klebten, hatte sie es auf der Seite ihrer Mutter mit vier Aspekten zu tun. Die Pfeile (➤) zeigen an, in welche Richtung sich das negative Muster veränderte, als Sarah es losließ.

Als erste Karte für die Familie ihrer Mutter zog Sarah *Verpflichtung*. Als zweite Karte zog sie *Zynismus*. Nachdem sie eine Gabe an die Familie zurückgegeben hatte, zog sie *Eifersucht*. Danach zog sie *Naivität*, *Manipulation* und *Kontrolle* und gab jedes Mal eine Gabe zurück. Zuletzt erhielt sie *Lachen*. Die dritte Karte, die sie für die Familie ihrer Mutter zog, war *Nähe*, und daran klebte die Karte *Verrat*. Als sie intuitiv herausfand, welche Gaben sie in sich trug, und sie an ihre Mutter und deren Familie zurückgab, empfand sie ein Gefühl der Befreiung und des Friedens. Auf die Karte *Verrat* folgte *Alte Wunden*. Noch einmal gab Sarah eine Gabe an die Familie ihrer Mutter zurück und zog schließlich für diese Seite ihrer Familie die Gabenkarte der *Unwiderstehlichkeit*.

Auf der Seite ihres Vaters zog Sarah als erste Karte *Fantasievorstellungen*. Die zweite Karte war *Rückzug* und als dritte Karte erhielt sie *Freude*. Sie nahm die Karte der *Freude* an und begann dann mit dem Heilungsprozess, indem sie ihre Gaben wieder intuitiv erriet und sie an die Familie ihres Vaters zurückgab. Die *Fantasievorstellungen* veränderten sich zunächst zu *Erwartungen* und dann zu *Ein Traum wird wahr*. Der *Rückzug* veränderte sich zu *Regeln* und dann zur Heilungskarte des *Empfangens*. Als Sarah die Befragung beendete, strahlte sie über das ganze Gesicht und glaubte, etwas sehr Wichtiges erreicht zu haben. Sie sagte, sie fühle sich bewusster, habe eine bessere Einstellung zu sich selbst gewonnen und sei von größerer Freude erfüllt.

Ahnenmuster des Vaters

1

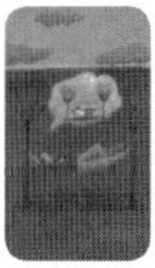

61
Fantasievorstellungen

➤

1

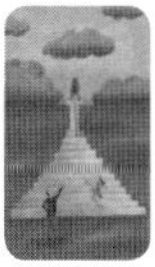

60
Erwartungen

➤

1

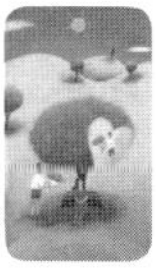

22
Ein Traum wird wahr

2

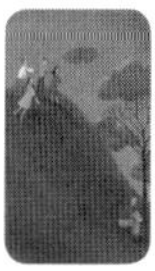

63
Rückzug

➤

2

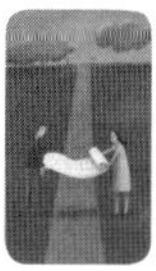

59
Regeln

➤

2

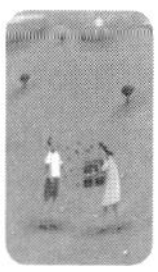

4
Empfangen

3

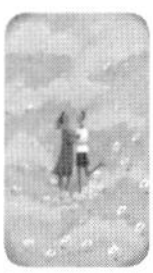

39
Freude

Befragung zu Himmel und Hölle

Die Befragung zu Himmel und Hölle zeigt das unbewusste Maß an Schmerz und Gaben, das du in eine Beziehung eingebracht hast. Hierbei handelt es sich um die tieferen Gefühle, die so schmerzhaft sind, dass sie dich in die Knie zwingen können. Sie können aber auch von einem hohen Maß an Freude erfüllt sein. Eine negative Karte steht für eine Hölle, die du in dir trägst – einen Anteil deines Bewusstseins, der in Selbstfolter gefangen ist. Eine positive Karte steht für einen Himmel – eine Gabe, die auf einer so hohen Ebene angesiedelt ist, dass sie in Situationen, in denen Veränderung nötig ist, diese Veränderung auf wundersame Weise bewirken kann. Wenn eine Höllenkarte losgelassen wird, verwandelt sie sich in eine normale Gabe.

Beziehungskategorien

- Wahre Liebe
- Verpflichtung
- Sex
- Partnerschaft
- Trost
- Spiel
- Bereitschaft
- Nähe
- Gemeinsame Lebensaufgabe

Beispiel für die Befragung zu Himmel und Hölle

Sams Legung

Sam war Junggeselle mittleren Alters und kam aus London. Aus Neugier war er bereit, an einer Befragung zu Himmel und Hölle teilzunehmen, und wollte vor allem wissen, in welchen Bereichen er sich in einer Hölle befand. Sam glaubte, sich kürzlich in einer Beziehung „verbrannt“ zu haben, und hatte Beziehungen deshalb abgeschworen. Er war auf einem spirituellen Weg, den er für den Rest seines Lebens allein gehen wollte.

Nach der Befragung und dem folgenden Prozess des Loslassens fühlte Sam sich einmal mehr für die Möglichkeit einer Beziehung offen. Seine ursprüngliche Befragung war eine Mischung aus den Bereichen seines Bewusstseins, in denen er sich im Himmel oder in der Hölle befand. Weil er losließ, trat eine positive Veränderung ein. Nach der Befragung war Sam wesentlich besseren Mutes als vorher.

WAHRE LIEBE

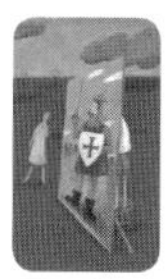

69
Desillusionierung
(Hölle)

➤

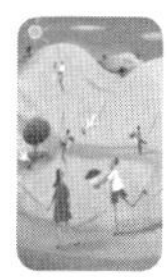

37
Unwidersteh-
lichkeit

VERPFLICHTUNG

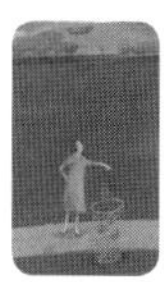

64
Falsche
Einstellung
(Hölle)

➤

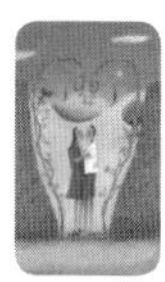

20
Sinnlichkeit

SEX

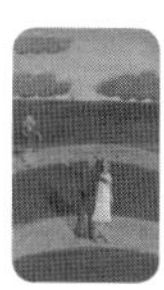

51
Verrat
(Hölle)

➤

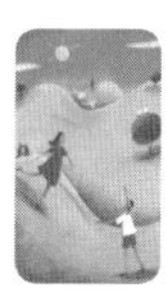

19
Auf andere
eingehen

Sams Legung (Fortsetzung)

PARTNERSCHAFT

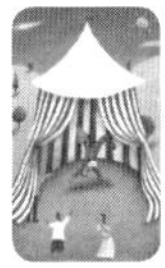

27
Lachen (Himmel)

TROST

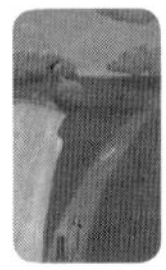 ➤ 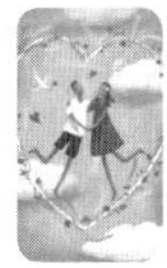

54
Rache (Hölle)

41
Glücklichsein

SPIEL

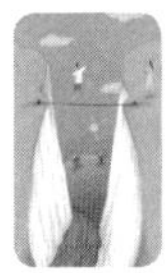

9
Risiko (Himmel)

BEREITSCHAFT

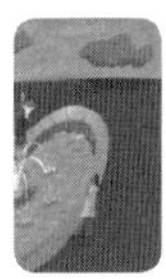 ➤ 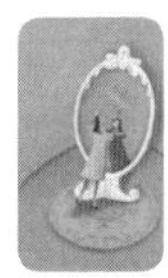

73
Zweifel (Hölle)

1
Selbstliebe

NÄHE

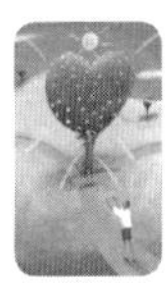

25
Komm doch her (Himmel)

GEMEINSAME LEBENSAUFGABE

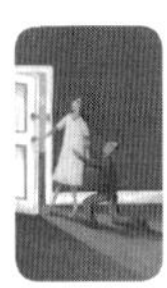 ➤ 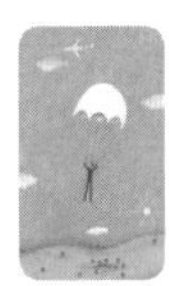

78
Bedürftigkeit (Hölle)

11
Vertrauen

Prinzipien der Heilung

Die nachfolgend beschriebenen einfachen, aber dennoch mächtigen Prinzipien der Heilung kannst du nutzen, um deine Problemkarten zu verändern. Obwohl es wesentlich kompliziertere Heilmethoden gibt, kann Heilung so einfach sein, wenn du bereit bist, dich zu ändern.

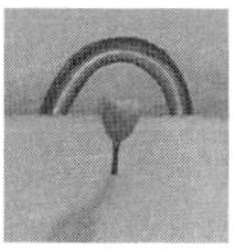

Entscheidung

Eine Entscheidung ist die Kraft bewusster Wahl. Viele Entscheidungen, die in dieselbe Richtung führen, erzeugen deine Einstellung. Manche Probleme besitzen zahlreiche Schichten aus Fallen oder Negativität, die überwunden werden müssen, bevor sie geklärt werden können. Immer wenn du die Entscheidung triffst, ein Problem zu heilen oder zu transformieren oder dich nicht von ihm beeinflussen zu lassen – oder eine Falle, die deinem Frieden im Weg stand, stattdessen in ein Mittel zum Frieden zu verwandeln –, klärst du mindestens eine Schicht des Problems.

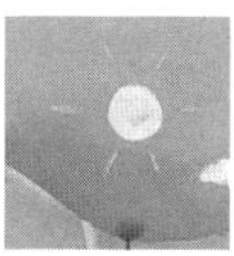

Vergebung

Vergebung ist die große Heilerin, die dich und andere Menschen auf einen besseren Weg zurückführt. Was du einem anderen Menschen vergibst, heilt das verborgene Urteil, das du gegen dich selbst gefällt hast. Vergebung bringt Klärung, Frieden, Selbstvertrauen und Glück. Sie hilft anderen Menschen, auch einen besseren Weg einzuschlagen. Die Vergebung, die du anderen Menschen gewährst, macht auch dich frei, weil sie dir hilft, deinen verborgenen Selbstangriff zu entdecken. Entscheide dich dafür, den Menschen zu vergeben, die dich emotional aufgewühlt haben. Erkenne, dass Probleme oder Groll aus zahlreichen Schichten bestehen können. Wenn du von Frieden erfüllt bist, weißt du, dass zumindest dieser Teil des Themas abgeschlossen ist. Vergib nach Möglichkeit dir selbst, bestimmten Situationen, der Welt und Gott. Vergebung klärt Urteil und Selbsturteil, sodass du die Hilferufe und die Bitten um Mitgefühl hören kannst. Vergebung heilt das, was zerbrochen war, und löst Angst und Schuld auf. Setze sie immer dann ein, wenn du aufgewühlt bist oder das Gefühl hast, dass mit einem anderen Menschen oder einer Situation etwas nicht in Ordnung ist. Nimm deine Bereitschaft, die Situation zu verändern, so aufrichtig wie möglich wahr. Entscheide dich für die Vergebung und sage in deiner Vorstellung zu dem betreffenden Menschen: „Ich vergebe dir." Achte darauf, ob und inwieweit du dich besser fühlst. Wenn du kein Gefühl umfassenden Friedens empfindest, wiederhole die Übung, bis du von Frieden erfüllt bist.

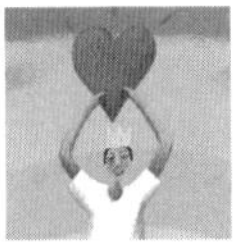

Fühle deine Gefühle
Es ist gut, wenn du dich mit deinen Gefühlen wieder auf eine Weise verbindest, die dich für eine Partnerschaft offen macht. Dies ist die einfachste Form des Loslassens. Nimm deine Gefühle ganz einfach so tief wie möglich wahr und übertreibe sie sogar ein wenig, bis sie sich verändern. Agiere deine Gefühle nicht aus, sondern fühle sie einfach, bis sich deine Erfahrung verändert. Diese Übung kann viele Schichten und Veränderungen durchlaufen, bis sie am Ende zu einer positiven Erfahrung führt.

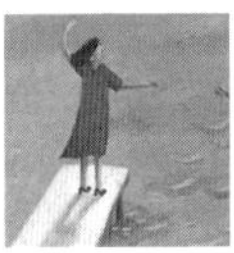

Loslassen
Aller Schmerz rührt von Anhaftung oder unerfüllten Bedürfnissen her. Wenn du Bedürfnisse und Anhaftungen loslässt, kann paradoxerweise genau das zu dir kommen, was du dir wünschst. Wenn du eine alte Beziehung loslässt (nicht indem du sie wegwirfst, sondern indem du sie in der Gegenwart in die richtige Perspektive rückst), kann dein Partner entweder auf einer höheren Ebene zu dir zurückkehren oder ein besserer Partner kann seinen Platz einnehmen. Wenn nichts und niemand kommt, nachdem du losgelassen hast, höre auf, dich selbst an der Nase herumzuführen. Du hast entweder nicht losgelassen oder es gibt noch eine weitere Schicht, die du loslassen musst. Du kannst es tun, indem du nicht festhältst, sondern dich dafür entscheidest, alles aufzugeben, woran du anhaftest. Ein sehr einfacher Weg der Heilung besteht darin, das Problem in Gottes Hände oder in die Obhut deines höheren Bewusstseins zu geben. Dann empfängst du im Gegenzug eine Gabe wie Frieden oder Selbstvertrauen.

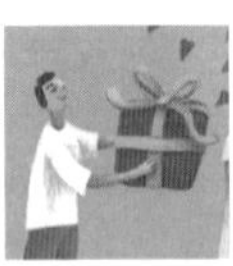

Gaben geben
Du trägst für jede Problemsituation eine Gabe in dir, die du geben kannst, um eine positive Veränderung zu bewirken. Vielleicht bist du dir der Gabe gar nicht bewusst. Manche Gaben können sogar auf der tiefsten Seelenebene verborgen liegen. Größere Probleme verbergen größere Gaben. Du kannst dir vorstellen, dass du diese Gabe auf einer Seelenebene öffnest und

sie dann energetisch mit dem Menschen teilst, der sie braucht. Du kannst dir auch vorstellen, dass du die Gabe von Gott oder deinem höheren Bewusstsein empfängst und sie dann mit einem anderen Menschen teilst. Du kannst intuitiv erraten oder darüber nachdenken, worin die Gabe besteht, die benötigt wird, um ein bestimmtes Problem zu lösen. Du kannst diese Seelengaben an deine Eltern und über sie auch an deine Ahnen weitergeben. Das ist vor allem dann hilfreich, wenn du ein Problem, Schmerz oder einen Konflikt von deinen Eltern übernommen hast.

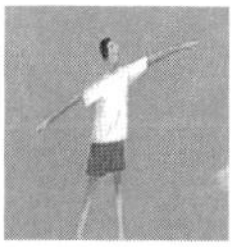

Selbstanleitung
Aller Schmerz, den du fühlst, ist Schmerz, der aus der Vergangenheit übertragen wird – eine unverarbeitete Angelegenheit, die sich in der Gegenwart zeigt. Höre auf deine innere Führung, um das Problem zu heilen. Wenn du die Wurzel deines Schmerzes findest, stelle dir vor, dass du dein jüngeres Selbst anleitest, deine Unschuld zu erkennen und Gaben zu geben oder Vergebung zu gewähren, um die Situation zu heilen. Ein Problem ist eine Form von Selbstbestrafung oder ein Mittel, um einen anderen Menschen anzugreifen, weil du einen Groll gegen ihn hegst. Leite dich selbst dazu an, Entscheidungen auf eine Weise zu treffen, die dir Frieden bringt. Gib Gaben, lasse los oder vergib. Du kannst dich selbst heilen oder um die Hilfe des Himmels bitten. Du kannst auch den nächsten Schritt hin zur Heilung gehen, denn jedes Problem zeigt einen Bereich, in dem du stecken geblieben bist.

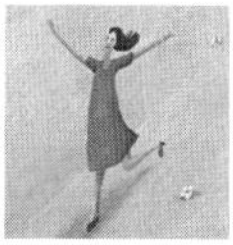

Um die Hilfe des Himmels bitten
Wenn du um die Hilfe des Himmels bittest, wird das Problem Schritt für Schritt oder Schicht um Schicht geklärt.

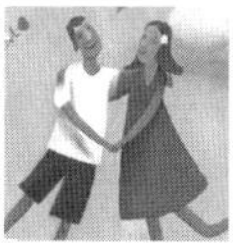

Den nächsten Schritt gehen
Wenn du dich dafür entscheidest und dich verpflichtest, den nächsten Schritt zu gehen, kommt das nächste Kapitel in deinem Leben zu dir. Die Angst oder der Konflikt, in dem du dich befunden hast, wird geheilt und dein Selbstvertrauen wächst.

Weitere Titel aus dem Verlag Via Nova:

Karten der Erkenntnis auf dem Weg nach innen

Das Buch der Erkenntnis

Chuck Spezzano

14. Auflage

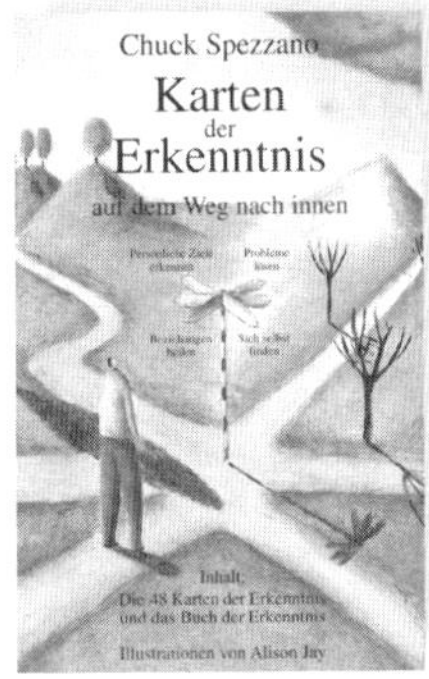

48 künstlerisch gestaltete Karten, Buch: 144 Seiten,
ISBN 978-3-928632-32-4

Wollen Sie mehr Selbsterkenntnis gewinnen, persönliche Ziele und verborgene Wünsche erkennen, die Beziehungen im Privat- und Berufsleben verbessern, Ursachen für Probleme herausfinden und auflösen, Hindernisse auf dem Weg nach innen beseitigen? Dann sind die Karten der Erkenntnis und deren Erklärung eine große Hilfe. Sie sind einfach zu benutzen, hilfreich und inspirierend. Ganz gleich, ob Sie „sofortige Antworten" auf alltägliche Fragen oder langfristige Lösungen für die großen Herausforderungen des Lebens suchen, es wird Ihnen und Ihren Freunden helfen, positive Entscheidungen zu fällen und Veränderungen für eine bessere Zukunft herbeizuführen. Im beiliegenden Buch der Erkenntnis findet der Leser den Schlüssel zum Verständnis und zur Verwendung der Erkenntnis-Karten. Chuck Spezzano erläutert im Einzelnen die Bedeutung aller 48 Karten und erklärt eine Vielzahl von Möglichkeiten, mit ihnen zu arbeiten und sie zu deuten. Außerdem werden über zehn verschiedene Legesysteme beschrieben.

Karten der Partnerschaft

Liebe in Partnerschaft und Beziehungen

Chuck Spezzano

2. Auflage

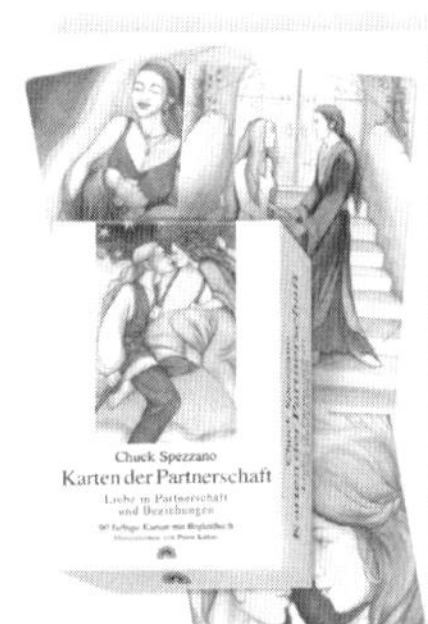

90 künstlerisch gestaltete, farbige Karten mit Begleitbuch, ISBN 978-3-86616-090-3

Die Karten der Partnerschaft wollen dazu beitragen, eine Beziehung auch dann lebendig zu erhalten, wenn die Phase der ersten Verliebtheit vorbei ist, und sie wollen dem Paar, das sie befragt, dabei helfen, erfolgreich alle Hindernisse und Klippen zu umschiffen, die jede Beziehung überwinden muss, um auf lange Sicht glücklich und erfolgreich sein zu können. Wie schon bei den Karten des Lebens hat die Künstlerin Petra Kühne auch hier wieder zu jedem Thema der insgesamt 90 Karten ein vollendetes kleines Kunstwerk geschaffen. Ein Begleitbuch erläutert die Bedeutung jeder Karte, zeigt Prinzipien auf, die verstehen helfen, was eine Beziehung voranbringt und was sie zurückhält, und macht Vorschläge für mögliche Befragungen. Die Karten der Partnerschaft sind eine wirklich gelungene Fortsetzung der bereits vor einigen Jahren bei Via Nova erschienenen Karten der Liebe und knüpfen nahtlos an deren großen Erfolg an.

Wenn es verletzt, ist es keine Liebe

52 Beziehungskarten für jede Woche mit Begleitbüchlein

Chuck Spezzano

2. Auflage

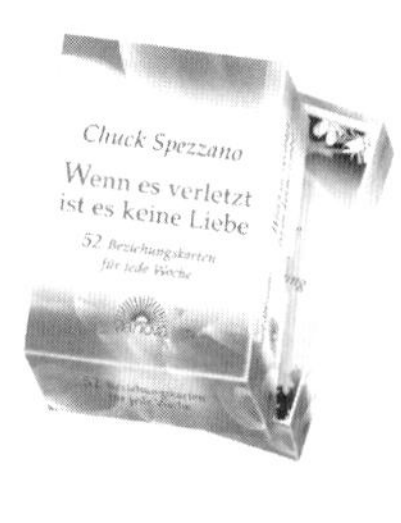

ISBN 978-3-86616-057-6

Die Beziehungskarten können helfen, die wichtigsten Prinzipien und Lebensweisheiten über glückliche Beziehungen aus dem Bestseller „Wenn es verletzt, ist es keine Liebe" so zu verinnerlichen, dass sie im Alltag als konkrete Lebenshilfe angewandt und verwirklicht werden können. Es kann eine Karte intuitiv gezogen oder auch bewusst ausgewählt werden, auf der dann ein wichtiges Prinzip der Beziehungskunst steht, das einen eine ganze Woche lang begleiten kann. Die Karte kann man sichtbar an einem Ort aufstellen, der ständig im Gesichtsfeld ist – Schreibtisch, Küchenschrank, Spiegel im Bad, so dass diese Beziehungsweisheit immer wieder bewusst wird, bis sie als Herzenserkenntnis zu Eigen geworden ist.

Karten des Lebens

Lebensgeschichten erkennen und heilen

Chuck Spezzano

100 künstlerisch gestaltete farbige Karten mit Begleitbuch, 224 Seiten, ISBN 978-3-86616-028-6

8. Auflage

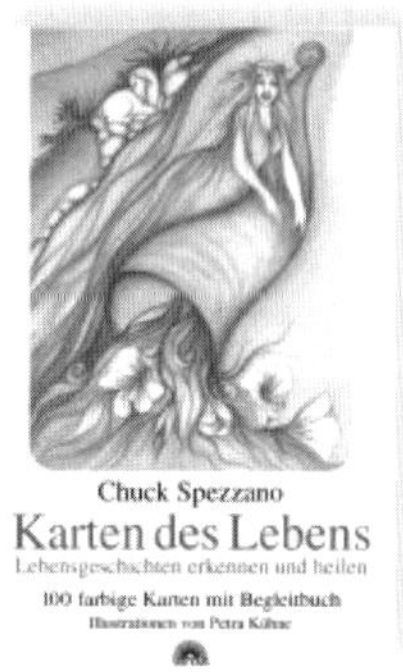

Die Drehbücher oder Geschichten, die unser Leben bestimmen, schreibt jeder Mensch selbst. Die Karten des Lebens – das neue Karten-Set des bekannten Lebenslehrers Chuck Spezzano – zeigen die Geschichten, die wir in unserem Leben erzählen, ganz gezielt auf. Es können fröhliche und kraftvolle, aber auch dunkle und zerstörerische Geschichten sein. Wir schreiben sie oft in Sekundenbruchteilen, tragen sie und ihre Folgen aber ein Leben lang mit uns. Negative Geschichten aus der Vergangenheit zu heilen und positive, lebensbejahende Geschichten zu stärken ist ein Herzensanliegen von Chuck Spezzano und ein Eckpfeiler seiner Arbeit. 100 wunderschöne, von der deutschen Künstlerin Petra Kühne einfühlsam gestaltete Karten sowie ein Begleitbuch, das die tiefere Bedeutung jeder einzelnen Karte erklärt und Beispiele für verschiedene Befragungsmöglichkeiten enthält, geben dem Leser ein ideales Werkzeug an die Hand, mit dessen Hilfe er seine Lebensmuster erkennen, negative und destruktive Muster heilen und dadurch zu mehr Glück und größerer Fülle im Leben gelangen kann.

Karten der Selbstheilung

Illustrationen von Petra Kühne

Chuck Spezzano

3. Auflage

100 farbige Karten mit Begleitbuch (240 Seiten), ISBN 978-3-86616-209-9

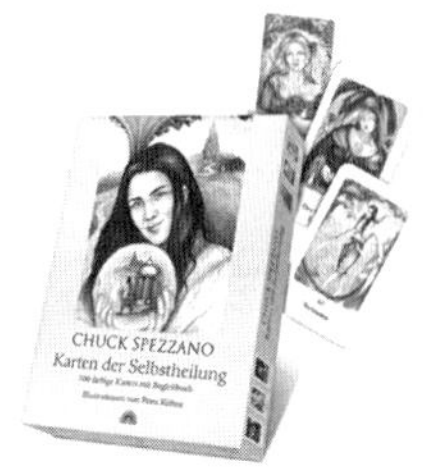

Die Karten der Selbstheilung sind eine große Hilfe, denn sie geben jedem die Möglichkeit, unterbewusste Muster zu erkennen und aufzulösen, die oft Ursache von Krankheiten und Problemen sind. Die Karten der Selbstheilung sind nach bewährter Manier in fünfzig positive und fünfzig negative Karten unterteilt, und wie schon bei den Karten des Lebens und den Karten der Partnerschaft hat die Künstlerin Petra Kühne wunderbare kleine Kunstwerke geschaffen, die die Aussagen der Karten mit Leben erfüllen. Ein Begleitbuch erläutert die Bedeutung der Karten, macht Vorschläge für mögliche Legungen und stellt zudem heilende Übungen vor, die helfen, die Ursachen von Krankheiten und Problemen zu erkennen und aufzulösen.

Worte der Kraft

Karten-Set

Chuck Spezzano

366 Karten mit Anleitung, ISBN 978-3-86616-374-4

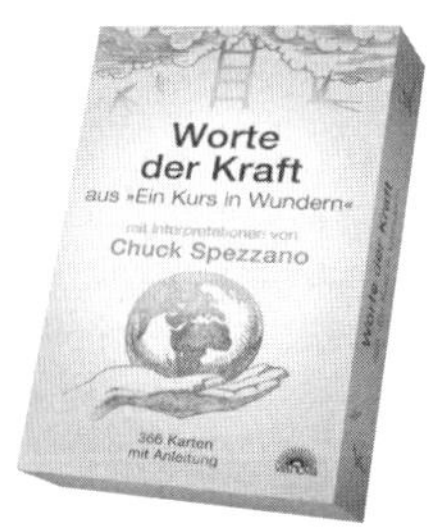

Wer sie im Leben und im Alltag benutzt, wer sich ernsthaft auf dieses einmalige Karten Set der Heilung einlässt, der darf kleine und große Wunder für sein Leben und sein inneres Wachstum erwarten. Denn dafür sind sie gemacht! Auf jeder Karte steht ein kraftvoller Satz aus dem Weisheitsbuch „Ein Kurs in Wundern" ausgewählt von Chuck Spezzano. Sie geben überraschende und hilfreiche Antworten auf unsere Lebensfragen und zeigen in jeder Situation und zu jeder Zeit den nächsten Schritt auf der Reise zu uns selbst! Sie ermutigen, belehren, erinnern uns, verbinden uns mit den unveränderlichen zeitlosen Wahrheiten und schenken jeden Tag Kraft, Zuversicht und neue Einsichten. Das handliche Format der Karten macht sie zum idealen Alltagsbegleiter, problemlos kann man sie überall bei sich tragen und bei Bedarf intuitiv ziehen.

Karten der Sexualität

Liebe und Zärtlichkeit
Illustrationen von Petra Kühne
Chuck Spezzano

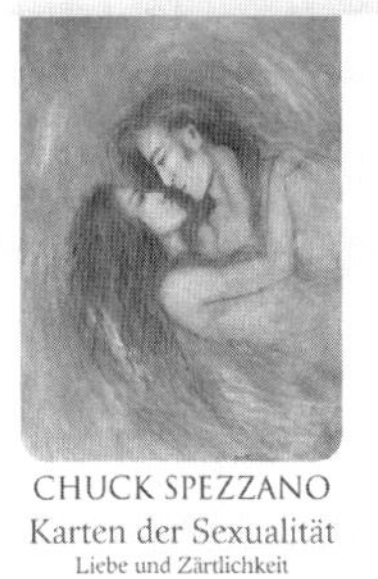

100 farbige Karten mit Begleitbuch (Paperback), 304 Seiten, ISBN 978-3-86616-375-1

Sexualität ist eine der wohl kraftvollsten menschlichen Energien überhaupt. So vielfältig und individuell die Erfahrungsräume dabei sein mögen, in der Essenz zeigt sich doch immer die Sehnsucht nach Liebe und nach dem Eins-Sein mit dem Göttlichen. Dieses neue Karten-Set mit einem ausführlichen Begleitbuch von Chuck Spezzano konfrontiert uns in unverstellter Ehrlichkeit und zugleich lebendiger Weisheit mit all den facettenreichen Aspekten und Seiten des Themas. Der Autor lässt uns innehalten, nachspüren und vergegenwärtigen. Er ermuntert uns, Hindernisse für die Liebe zu überwinden, egoistisches Verhalten zu durchschauen, ungesunde Muster aufzulösen und führt so zu mehr Nähe, Verbindung und Zärtlichkeit. Die exzellenten und künstlerisch hochwertigen Illustrationen unterstreichen noch die tiefgründigen Erkenntnisse des Weisheitslehrers Chuck Spezzano.

Woran hängt dein Herz?

Prüfe alles und entscheide dich für das Gute
Chuck Spezzano

2. Auflage

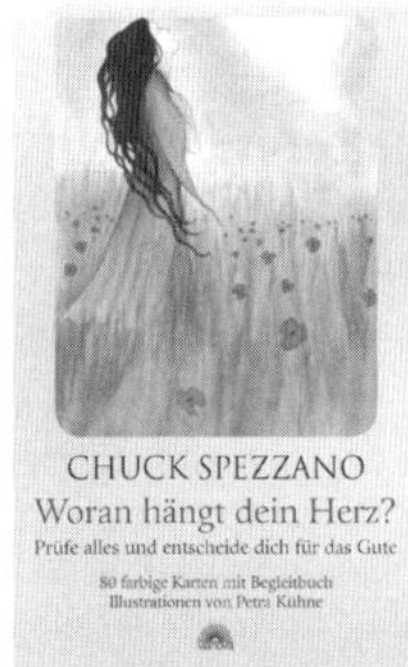

80 farbige Karten mit Begleitbuch, Illustrationen von Petra Kühne
Begleitbuch Paperback, 256 Seiten, ISBN 978-3-86616-391-1

Was genau braucht es, damit du auf dein Herz hörst und ihm folgst? Uneingeschränkt und bedingungslos. Welche Hindernisse, welche Fallen, welche Irrtümer und Illusionen (Götzen) sind es, die dich noch immer zurückhalten auf dem Weg in die Freiheit und Liebe? Mit diesem neuen Kartenset des weltbekannten spirituellen Lehrers Chuck Spezzano hast du ein wirkungsvolles Werkzeug, um alldem auf den Grund zu gehen. Anhand des aus der Mode gekommenen Begriffes „Götze" durchleuchtet Spezzano all unsere Illusionen, an die wir uns aus Angst oder Unwissenheit, bewusst oder unbewusst noch immer klammern. Wenn du bereit für das Licht der Wahrheit bist und fest entschlossen, Deine Schattenanteile anzuschauen, dann könnte dieses Kartenset genau „dein Ding" sein!

Endlich leben – statt gelebt zu werden

Chuck Spezzano

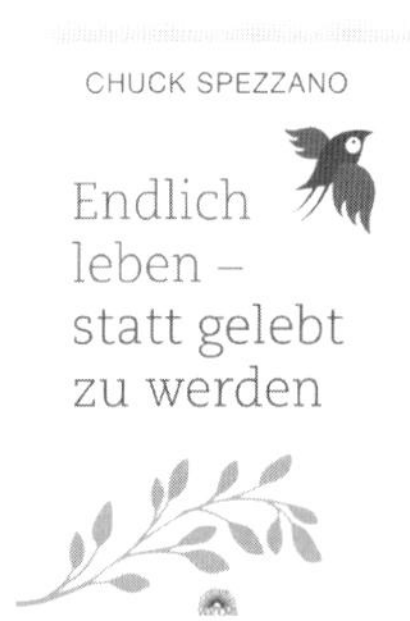

Klappenbroschur, 224 Seiten, ISBN 978-3-86616-469-7

Dieses Buch ist deshalb so außergewöhnlich, weil es aus moderner spiritueller Sicht systematisch die wahren Ursachen ergründet für das, was wir Menschen als unser größtes Unglück erfahren. Doch damit nicht genug. Es zeigt auch für jeden nachvollziehbar auf, dass es nur an uns liegt, in unserem Leben wahrhaftiges Glück zu erlangen. Was für eine Botschaft! Lernen Sie zu erkennen, dass alles, wonach Sie sich sehnen, in Ihrem Leben schon vorhanden ist und dass Sie durch vollkommene Selbstverantwortung und Neuausrichtung Ihrer Wahrnehmung tiefste Heilung und wahre Freiheit erreichen können. Dies ist eine absolut empfehlenswerte Lektüre für jeden wirklich Suchenden – die essenziellen Erkenntnisse aus 45 Jahren Praxis, Lehrtätigkeit und Lebenserfahrung des weltbekannten Weisheitslehrers und Bestsellerautoren Chuck Spezzano.

Worte der Kraft

aus „Ein Kurs in Wundern"
mit Interpretationen von Chuck Spezzano

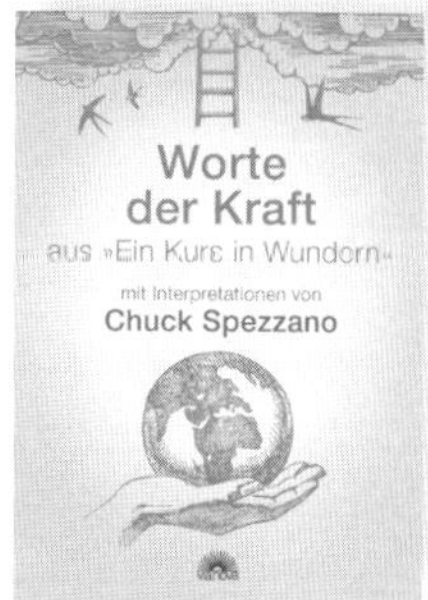

Hardcover, 400 Seiten, ISBN 978-3-86616-358-4

Nicht viele Bücher der Menschheitsgeschichte haben eine solch große transformatorische Kraft und Dimension wie das Buch „Ein Kurs in Wundern". Auch der weltberühmte Weisheitslehrer Chuck Spezzano schöpft seit Jahrzehnten aus der göttlichen Inspiration dieses Meisterwerks. Er hat daraus für 365 Tage jeweils eine Botschaft in einem Satz ausgewählt und sie in einem kurzen Ausschnitt als Zitat in den Zusammenhang des Buchtextes gestellt. Er gibt dann seinen eigenen Kommentar zu den ausgewählten „Worten der Kraft", tief berührende Erläuterungen, Anregungen, Anstöße und Interpretationen. Dieses Buch ist ein wahrhaftiger „Seelen-Begleiter" im Alltag, durchdrungen von göttlicher Weisheit und Liebe. Es enthält Worte, die unser tiefstes inneres Sein nähren und erhellen können, und ist bestens geeignet für alle, die „Ein Kurs in Wundern" erst noch kennenlernen möchten.

Empathie – Ich fühle, was du fühlst

Bin ich ein Empath? So lerne ich meine empathischen Fähigkeiten anzunehmen und in Balance zu leben
Dr. Stephanie Red Feather

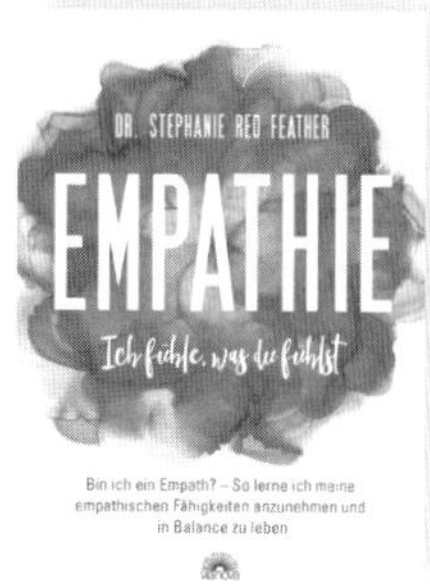

Klappenbroschur, 320 Seiten, ISBN 978-3-86616-484-0

Kennen Sie das? Oft werden Sie von dem, was Sie wahrnehmen, spüren, empfinden und fühlen, vollkommen überwältigt. Und manchmal wissen Sie nicht, ob Sie sich selbst oder andere Menschen fühlen. Wenn Ihnen das vertraut vorkommt, sind Sie wahrscheinlich ein Empath! Extrem sensibel und empfänglich für subtile Energien, Emotionen und Schwingungen. Die Schamanin und Empathin Stephanie Red Feather hat ein halbes Leben gebraucht, um dieses Phänomen bei sich zu erforschen und herauszufinden, welch riesiges Potenzial Empathen in sich tragen. Daraus ist dieses Buch entstanden. Ein grandioser Leitfaden mit wertvollem Wissen sowie vielen Techniken und praktischen Übungen, die Empathen befähigen, in ihre Kraft und Mitte zu kommen und bewusst ihre Gaben und Herzqualitäten für sich und andere einzusetzen.

Die Stille im Chaos

Über die Freude wahrer Meditation
Jeff Foster

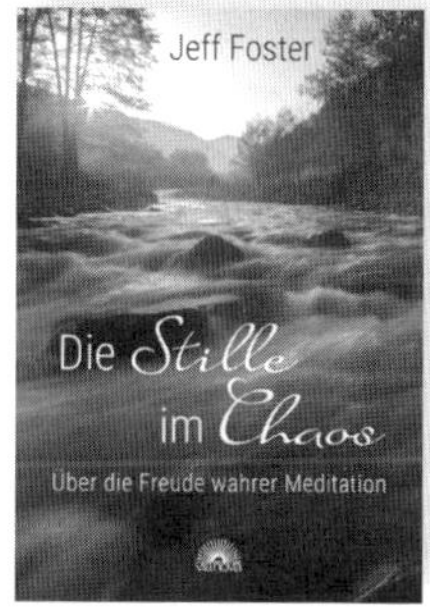

Klappenbroschur, 192 Seiten, ISBN 978-3-86616-502-1

Der bekannte spirituelle Lehrer Jeff Foster lädt uns in seinem neuen Buch ein, den inneren Zufluchtsort wahrer Meditation zu entdecken. Für ihn ist die Meditation ein unermesslich großes, nichtduales Feld der Präsenz, das für jeden von uns in jedem Augenblick zugänglich ist, ein Ort der Mühelosigkeit, an dem wir authentisch sein können – mit all unseren Unvollkommenheiten, unserer Erschöpfung, unseren Zweifeln und Ängsten. Meditation dient nicht dazu, dem Leben und seinen unangenehmen Seiten zu entfliehen, sondern fordert uns vielmehr auf, mit Neugierde und kindlichem Staunen in das „heilige Chaos des gegenwärtigen Augenblicks" einzutauchen, unsere tiefsten Verletzungen in liebende Bewusstheit zu hüllen und Licht in unser Dunkel zu bringen. Wahre Meditation lässt uns erkennen, dass wir vollkommen sind – genau so, wie wir sind. Inspirierende Botschaften, poetische Betrachtungen und ganz persönliche Geschichten machen dieses Buch zu einer wunderbaren Kraftquelle, aus der wir immer wieder neu schöpfen können!